Gesellschaft für Rehabilitation
bei Verdauungs- und Stoffwechselkrankheiten e.V. (GRVS)

Speiseröhre – Magen – Bauchspeicheldrüse

Wie leben nach einer Operation?

Autoren:

Dipl. oec. troph. Karin Barwich
Dr. med. Jürgen Körber
Dr. med. Gero Steimann
Dipl.-Psych. Thomas Tuschhoff

Gesellschaft für Rehabilitation bei Verdauungs- und Stoffwechselkrankheiten e.V. (GRVS) (Hrsg.)

Speiseröhre – Magen – Bauchspeicheldrüse

Wie leben nach einer Operation?

Pabst Science Publishers
Lengerich

Bibliografische Information der Deutschen Bibliothek
Die Deutsche Bibliothek verzeichnet diese Publikation in der Deutschen Nationalbibliografie; detaillierte bibliografische Daten sind im Internet über <http://dnb.ddb.de> abrufbar.

pabst@pabst-publishers.de
www.pabst-publishers.de

Print: ISBN 978-3-95853-401-8
eBook: ISBN 978-3-95853-402-5 (www.ciando.com)

Formatierung: Bernhard Mündel
Druck: Bariet Ten Brink · Meppel

Vorwort der GRVS

Nach einer Operation am Magen, an der Bauchspeicheldrüse oder an der Speiseröhre ist das Leben nicht mehr wie zuvor. Betroffene müssen sich mit den Folgen der Operation auseinandersetzen, viele auch mit dem Wissen, an einer lebensbedrohlichen Krankheit zu leiden. Plötzlich tauchen Fragen auf, die man sich zuvor nie gestellt hat. Dieses Buch will Fragen beantworten, die Betroffene im Rahmen ihrer Rehabilitation nach einer solchen Operation an die Autoren gestellt haben. Die Autoren sind Experten verschiedener Berufsgruppen wie Ärzte, Ernährungsberater, Psychologen, Sozialarbeiter[1], die in gastroenterologischen Rehabilitationskliniken arbeiten und Mitglied in der Gesellschaft für Rehabilitation bei Verdauungs- und Stoffwechselkrankheiten e.V., kurz GRVS, sind.

Der GRVS ist es ein großes Anliegen, Betroffene zu Experten in eigener Sache zu machen. Dazu werden in den Reha-Kliniken Patientenschulungen durchgeführt. Dort lernt man, wie mit einer Krankheit am besten umzugehen ist. Die Lebensqualität und die Teilnahme am gesellschaftlichen Leben sollen so weit wie möglich erhalten oder wiederhergestellt werden. Wissen ist dafür zwar nicht die einzige, aber eine ganz entscheidende Voraussetzung. Es vermittelt Problemlösungen und vermindert die Gefühle von Angst und Hilflosigkeit. Zudem erleichtert es die Zusammenarbeit der Betroffenen mit Behandlern in Kliniken und Praxen.

Man kann dieses Buch auf unterschiedliche Weise lesen. Manche lesen es von Anfang bis Ende durch. Andere wählen gezielt nur die Fragen aus, die sie gerade haben und übergehen alle anderen. Es empfiehlt sich, dieses Werk auch einmal Angehörigen in die Hand zu drücken, die sich nach einem solch einschneidenden Lebensereignis verständlicherweise ebenfalls große Sorgen machen und hilflos fühlen. Wie auch immer, die GRVS hofft, mit diesem Werk etwas zur Krankheitsbewältigung beitragen zu können. Sie dankt allen Autoren, die sich der Mühe unterzogen haben, ihr Fachwissen und ihre Erfahrungen einzubringen und dieses Buch zu verfassen. Sabine Dhom-Zimmermann sei für die Bearbeitung des sozialrechtlichen Teils gedankt. Unser Dank gebührt aber auch allen Patienten, deren Fragen auf manches Problem erst aufmerksam gemacht und die mit ihren Erfahrungen und Problemlösungen ebenfalls zu diesem Buch beigetragen haben.

[1] Auch wenn aus Gründen der Lesbarkeit nur ein Geschlecht angegeben ist, sind in der Regel beide Geschlechter gemeint.

Inhalt

C. Worin unterscheiden sich verschiedene Tumorerkrankungen voneinander?

D. Beschwerden nach der Operation

F. Fragen zur Ernährung

G. Nahrungsergänzungen und künstliche Ernährung

H. Symptomlindernde Therapie gegen Folgeerscheinungen nach Operation

I. Schmerzen nach der Operation

J. Spätfolgen einer Magenoperation, Mangelerscheinungen?

K. Sport und Bewegung

L. Medizinische Untersuchungen und Impfungen

M. Erhöhte Blutzuckerwerte nach Operation am Pankreas

N. Psychische Krankheitsbewältigung

O. Medizinische und berufliche Rehabilitation

P. Arbeit und Rente

Q. Soziales

R. Alternative oder komplementäre Behandlungen

A. Wozu haben wir Speiseröhre, Magen und Bauchspeicheldrüse?

Welche Aufgabe hat die Speiseröhre? 1

Die Speiseröhre (Ösophagus) ist ein dehnbarer Muskelschlauch, der hinter dem Kehlkopf (oberer Schließmuskel, Ösophagussphinkter) beginnt und am Durchtritt durch das Zwerchfell an der Kardia endet (unterer Schließmuskel, Ösophagussphinkter). Sie ist circa 25 Zentimeter lang und verbindet den Rachen mit dem Magen. Sie transportiert die im Mund aufgenommene Nahrung und Flüssigkeit aktiv in den Magen-Darm-Trakt.

Die Speiseröhre besteht aus vier Schichten: Im Inneren ist sie mit Schleimhaut ausgekleidet bestehend aus Plattenepithel, das einen mechanischen Schutz vor Verletzungen gewährleistet. Darauf folgt die zweite Schicht (Submukosa = unter der Schleimhaut gelegen). Darin befindet sich ein ausgedehntes Venengeflecht. Diese Schicht wird von der Muskelschicht umgeben, welche mittels Ring- und Längsmuskulatur durch wellenförmige Kontraktionen den Transport der Nahrung fördert. Die äußerste Schicht besteht aus Bindegewebe, worin sich Blut- und Lymphgefäße wie auch Nerven befinden.

Der obere Schließmuskel verhindert zusammen mit dem Kehlkopf das Verschlucken (Aspiration), der untere den Rückfluss von saurem Mageninhalt in die Speiseröhre (Reflux).

Erkrankungen der Speiseröhre 2

Seltene gutartige Erkrankungen der Speiseröhre sind Ausstülpungen (Divertikel), in denen sich Speisebrei festsetzen kann und die Achalasie, bei der der muskuläre Transport der Nahrung gestört ist.

Typische Beschwerden bei Erkrankungen der Speiseröhre sind saures Aufstoßen, Sodbrennen, Schmerzen hinter dem Brustbein, Entzündungen des Kehlkopfes, nächtliches Husten, Erbrechen und Schluckbeschwerden.

Die häufigsten Erkrankungen der Speiseröhre gehen mit Reflux einher. Typisch für Reflux sind Sodbrennen, saures Aufstoßen, Brennen in der Brust, Mundgeruch, Brennen im Kehlkopf gelegentlich mit Husten, Mundgeruch. Besteht dieser Rückfluss über einen längeren Zeitraum, spricht man von gastro-ösophagealer Refluxkrankheit (GERD). Als Ursache wird ein unzureichender Verschluss des Schließmuskels (Ösophagussphinkter) angesehen, z.B. durch einen sogenannten Zwerchfellbruch (axiale Hiatushernie). Dadurch können sich die Speiseröhre entzünden, die Schleimhaut verändern und umwandeln sowie sich Krebszellen entwickeln.

3 Welche Funktionen hat der Magen?

Der Magen liegt im linken Oberbauch unterhalb des Zwerchfells. Am oberen Ende mündet die Speiseröhre ein, am unteren Ende geht der Magen am so genannten Pförtner (Pylorus) in den Zwölffingerdarm (Duodenum) über. Form, Größe und Lage des Magens sind je nach Körperbau und -lage, Lebensalter, Füllungszustand und Muskelanspannung unterschiedlich.

Die wichtigste Aufgabe des Magens besteht darin, die Nahrung aufzunehmen und je nach deren Kaloriengehalt über mehrere Stunden zu speichern. Mit Hilfe des Magensaftes wird die Nahrung zu einem gut durchmischten Speisebrei, welcher dann wohldosiert in den Dünndarm fließt (circa 1,5 Kilokalorien pro Minute), wo er weiter verdaut wird. Die Nährstoffe Kohlenhydrate, Eiweiß und Fett enthalten unterschiedlich viel Nahrungsenergie. Fett enthält ungefähr doppelt so viel wie Kohlenhydrate oder Eiweiß. Je mehr Fett in der Nahrung enthalten ist, umso langsamer wird der Nahrungsbrei in den Dünndarm abgegeben. Fette Speisen bleiben dadurch länger im Magen. Im Dünndarm werden die Nährstoffe – Eiweiße, Kohlenhydrate, Fette – in kleine Moleküle gespalten und mit den Vitaminen, Elektrolyten, Spurenelementen etc. über die Darmschleimhaut in den Körper aufgenommen. Der Magen eines Erwachsenen ist – bei mäßiger Füllung – etwa 25 bis 30 cm lang; sein Fassungsvermögen liegt zwischen 1,2 und 2,4 Litern, er kann sich aber auch auf bis zu vier Liter aufdehnen.

4 Aufbau des Magens

Der Magen wird in verschiedene Abschnitte eingeteilt: Man unterscheidet den Mageneingang im Bereich der Speiseröhrenmündung

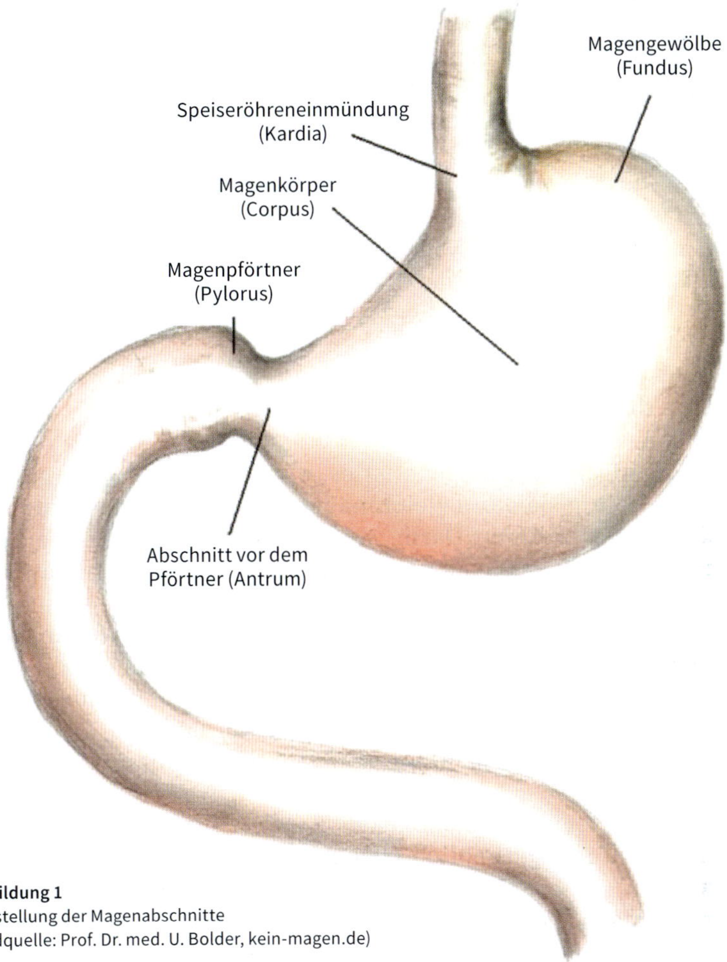

Abbildung 1
Darstellung der Magenabschnitte
(Bildquelle: Prof. Dr. med. U. Bolder, kein-magen.de)

(Kardia); den Magenfundus, der sich kuppelartig nach oben unter das Zwerchfell wölbt; den Magenkörper (Corpus) und das Antrum vor dem Pförtnermuskel (Pylorus).

Die Magenwand ist zwei bis drei Millimeter dick und besteht aus vier Schichten (von innen nach außen): der Magenschleimhaut, einer blutgefäßreichen Bindegewebsschicht, einer Muskelschicht und dem Bauchfell, das den Magen außen umschließt. Die Magenmuskeln haben die Aufgabe, den Nahrungsbrei zu durchmischen und mit durchschnürenden ringförmigen Muskelbewegungen (Peristaltik) in den Zwölffingerdarm zu transportieren.

Die Magenschleimhaut besteht aus zahlreichen Drüsen. Diese produzieren einerseits Magensäure und Verdauungssekrete, zum anderen einen neutralen Schleim. Der Magenschleim überzieht die Schleimhaut mit einem Schutzfilm und schirmt sie so vor den aggressiven Verdauungssäften, der Magensäure und anderen schädigenden Einflüssen ab. Dort, wo diese Schutzschicht beschädigt ist, kann der Magen angedaut werden. Magenschleimhautentzündungen, Geschwüre oder auch Magenkrebs können die Folge sein. Darüber hinaus wird im Magen der sogenannte „Intrinsic-Faktor" gebildet, ein Eiweißstoff, der für die Aufnahme von Vitamin B_{12} benötigt wird.

5 Funktion des Magens

Die Hauptaufgabe des Magens ist es, die Nahrung vorübergehend zu speichern, um sie dann gleichmäßig in kleinen Mengen zur weiteren Verdauung an den Darm weiterzugeben. Der Magen ermöglicht es, den Nahrungsbedarf mit wenigen größeren Mahlzeiten zu decken. Ohne Magen muss der Mensch die Nahrung über den Tag verteilt in vielen kleinen Portionen zu sich nehmen. Wie lange der Speisebrei im Magen bleibt, hängt von der Zusammensetzung der Nahrung ab: Leicht Verdauliches, wie z.B. Obst und Gemüse, bleibt nur etwa ein bis zwei Stunden, schwer verdauliche, fetthaltige Nahrung verbleibt etwa fünf bis acht Stunden im Magen.

Die Muskelbewegungen des Magens durchmischen den Speisebrei und befördern ihn schließlich weiter in den Darm (Peristaltik).

Darüber hinaus tötet der Magen Krankheitserreger ab. Dazu bilden so genannte Belegzellen in der Magenwand Salzsäure, welche die meisten Bakterien unschädlich macht. Damit sich der Magen durch die Salzsäure nicht selbst verdaut, bilden Nebenzellen eine Schleimschicht, die die Schleimhaut überzieht und vor der Säure schützt.

Der Körper speichert und desinfiziert nicht nur im Magen, sondern beginnt dort auch mit der Verdauung. Dazu wird von den Hauptzellen Pepsin gebildet, das die mit der Nahrung aufgenommenen Eiweiße in verdauliche Stücke spaltet. Die aufgenommenen Kohlenhydrate und die Fette werden erst im Dünndarm aufgespalten.

Zusammen bildet das Drüsensystem aus Haupt-, Beleg- und Nebenzellen täglich ungefähr zwei Liter Magensaft. Die Produktion des Magensaftes beginnt, sobald die Nahrung mit der Schleimhaut in Kontakt kommt und den Magen dehnt. Aber auch Reize vor dem Essen, wie z.B. Essensgeruch, können die Magensaftbildung schon anregen. Durch den Dehnungsreiz wird die Magensaftbildung verstärkt wie auch durch Alkohol, Koffein, Nikotin und durch scharf gewürzte Speisen.

Erkrankungen des Magens

6

Hinweise auf eine Magenerkrankung sind Appetitlosigkeit, Brennen im Magen, Druckgefühl im Oberbauch, Erbrechen, Übelkeit und Gewichtsverlust.

Ursache ist häufig eine einfache Magenschleimhautentzündung (Gastritis). Diese entsteht bei nicht ausreichendem Schleimhautschutz, so dass die Säure die Schleimhaut schädigen kann.

Es gibt akute und chronische Gastritiden. Bei den chronischen Magenschleimhautentzündungen unterscheidet man Typ A, die autoimmune Form, den Typ B, die bakterielle Besiedelung des Magens durch Helicobacter pylori, und Typ C, welche durch Medikamente wie Schmerzmittel (Acetylsalicylsäure, Cortison, Ibuprofen, Diclofenac etc.) hervorgerufen werden kann.

Das Magengeschwür (Ulcus ventriculi) wird am häufigsten durch den Keim Helicobacter pylori oder durch Medikamente hervorgerufen.

Der Magenkrebs ist die siebthäufigste bösartige (maligne) Tumorerkrankung. Weltweit ist er sogar die zweithäufigste Tumorerkrankung. Als Ursache werden neben Erbfaktoren die Besiedelung mit Helicobacter pylori, Rauchen und giftige (toxische) Stoffe in der Nahrung, wie z.B. Nitrosamine, gesehen.

Seltenere Tumore des Magens sind das MALT-Lymphom (ein Non-Hodgkin-Lymphom der Schleimhaut), neuroendokrine Tumore (NET), die sich aus hormonproduzierenden Zellen entwickeln und der gastrointestinale Stromatumor (GIST).

7 Was macht die Bauchspeicheldrüse?

Die Bauchspeicheldrüse (Pankreas) liegt im Oberbauch zwischen Magen und der Wirbelsäule. Sie unterteilt sich in den Bauchspeicheldrüsenkopf (Caput pankreatis), den Pankreaskörper (Corpus pankreatis) und den Schwanz (Cauda pankreatis), der bis an die Milz reicht.

Die Bauchspeicheldrüse hat zwei wichtige Aufgaben:

- die exokrine Funktion,
- die endokrine Funktion.

8 Was ist die exokrine Funktion der Bauchspeicheldrüse?

Die Bauchspeicheldrüse (Pankreas) produziert die wichtigen Verdauungsenzyme. Dazu werden circa 1,5 bis 3 Liter Sekret gebildet, in denen die nicht aktiven Enzymvorstufen enthalten sind. Das Sekret wird über den Hauptgang (Ductus pankreaticus) zusammen mit der Galleflüssigkeit, welche aus der Leber kommt, in den Zwölffingerdarm (Duodenum) abgegeben. Die Mündungsstelle des Gallen- und Bauchspeicheldrüsengangs in den Zwölffingerdarm heißt Papilla Vateri. Im Zwölffingerdarm werden die Enzyme aktiviert, so dass die aus dem Magen kommende Nahrung verdaut werden kann.

Das Pankreas produziert mehr als 20 verschiedene Enzyme, die die Nahrung in kleine Bausteine zerlegen, damit sie vom Darm aufgenommen und über das Blut zu den Organen transportiert werden können. Die wichtigsten Enzyme sind:

- Amylase für die Kohlenhydratverdauung (Zucker, Stärke),
- Trypsin für die Eiweißverdauung,
- Lipase für die Fettverdauung und zusätzlich
- Bicarbonat, um die Magensäure zu neutralisieren.

Fehlen diese Enzyme, werden die Nahrungsbestandteile nicht ausreichend gespalten und vom Körper nicht aufgenommen. Dies führt zu Bauchkrämpfen, Blähungen, Durchfall und Fettstuhlgang. In der Regel kommt es zu einem fortschreitenden Gewichtsverlust.

Was ist die endokrine Funktion der Bauchspeicheldrüse? 9

In der Bauchspeicheldrüse werden auch lebenswichtige Hormone gebildet, nämlich Insulin und Glukagon. Diese steuern den Blutzucker im Menschen.

Das Insulin wird in den sogenannten Langerhans´schen Inselzellen gebildet. Nach der Aufnahme der Zuckermoleküle aus dem Darm in das Blut öffnet das Insulin für den Zucker die Tür in die Zellen hinein. Alle Zellen des menschlichen Organismus sind auf die Zuckermoleküle angewiesen, die in der Zelle zur Energiegewinnung benötigt werden. Fehlt Insulin, dann steigt der Blutzucker an, es kann zu einem lebensbedrohlichen Koma kommen.

Besteht ein Insulinmangel, so liegt ein Diabetes mellitus vor.

Glukagon wird ebenfalls in den Inselzellen produziert und stellt den Gegenspieler zum Insulin dar. Es verhindert die Unterzuckerung.

Welche Erkrankungen des exokrinen Pankreas gibt es? 10

Zu den wichtigsten Erkrankungen des exokrinen Organs gehören die akute und chronische Entzündung (= Pankreatitis) sowie bösartige Tumore. Während sich die akute Pankreatitis immer durch Schmerzen bemerkbar macht, können chronische Entzündungen und Tumore ohne dramatische Symptome schleichend auftreten und bleiben daher oft länger unerkannt.

Die akute Pankreatitis ist eine schwerwiegende Erkrankung. Sie kann lebensbedrohlich sein. Als häufigste Auslöser gelten der Abgang von Gallensteinen und der Alkoholkonsum.

Die chronische Pankreatitis verläuft entweder kontinuierlich oder schubweise ab und zerstört das Organ. Als hauptsächliche Ursachen werden der Alkoholgenuss und das fortgesetzte Rauchen angesehen.

Die Ursache für das Pankreaskarzinom ist noch weitgehend unbekannt. Männer erkranken deutlich häufiger als Frauen. Das Erkrankungsalter liegt im Mittel über 65 Jahre. Als Risikofaktoren gelten Rauchen (Nikotin), Alkohol, fettreiche Ernährung und die chronische Pankreatitis. Wer raucht, profitiert in jedem Fall gesundheitlich von einer Nikotinentwöhnung. Ganz besonders aber profitieren davon Raucher, die an einer Bauchspeicheldrüsenentzündung (Pankreatitis) leiden oder an der Bauchspeicheldrüse schon operiert wurden. Für den Rauchstopp gibt es viele Unterstützungsmöglichkeiten, zum Beispiel Informationsmaterial der Bundeszentrale für gesundheitliche Aufklärung (www.bgza.de), Handy-Apps, Internetportale, Nikotin-Ersatzpräparate und Rauchfrei-Kurse. Viele Reha-Kliniken bieten ihren Patienten Nichtraucher-Trainings an. Diese Chance kann man nutzen.

11 Welche Erkrankungen des endokrinen Pankreas gibt es?

Fehlt dem menschlichen Organismus das Insulin, so steigt der Blutzucker an und man spricht vom Diabetes mellitus.

Beim Typ-1-Diabetes richtet sich das körpereigene Immunsystem gegen die insulinproduzierenden Zellen in der Bauchspeicheldrüse und zerstört diese. Sie können kein Insulin mehr produzieren. Dadurch kommt es zu einem absoluten Insulinmangel. Eine Therapie mit Insulin (z.B. über eine Insulinpumpe oder mit Spritzen) ist absolut erforderlich.

Beim Typ-2-Diabetes wird noch körpereigenes Insulin produziert. Es wirkt aber nicht mehr und kann den Zucker nicht in die Zellen schleusen, wodurch der Blutzucker ansteigt. Der Körper versucht den Nährstoffmangel in den Zellen zu beheben indem er mehr Insulin produziert als bei Gesunden. Dadurch kann sich die Bauchspeicheldrüse erschöpfen und ebenfalls ein Insulinmangel entstehen. Durch vermehrte Bewegung, Gewichtsreduktion und Ernährungsumstellung kann in vielen Fällen ein normaler Blutzucker erreicht werden. Dies kann mit Medikamenten unterstützt werden. Eine Behandlung mit Insulin lässt sich verhindern bzw. hinauszögern.

Der Typ-3-Diabetes fasst Formen der Zuckerkrankheit zusammen, die unterschiedliche Ursachen haben, die aber alle dazu führen, dass es zu einem Mangel an Insulinproduktion kommt. Dazu gehört auch der Insulinmangel-Diabetes, der durch eine Krebserkrankung der Bauchspeicheldrüse oder durch operatives Entfernen des Bauchspeicheldrüsengewebes entstanden ist.

Wozu brauchen wir die Galle?

12

Die Galle wird in der Leber gebildet. Sie fließt über kleine Wege in der Leber zum Gallengang und sammelt sich in der Gallenblase, welche die Gallenflüssigkeit konzentriert. Über die Galle werden alle fettlöslichen Substanzen ausgeschieden, die der Organismus nicht mehr benötigt, während die wasserlöslichen über die Nieren und den Urin abgesondert werden.

Die in der Galle enthaltenen Gallensäuren können Fette in Wasser lösen, wie dies unser Spülmittel beim Geschirrabwasch macht. Sie unterstützen daher die Fettverdauung, indem sie die Fette in dem wässrigen Pankreassekret auflösen.

Welche Erkrankungen der Gallenwege gibt es?

13

Am bekanntesten sind die Gallensteine. Sie entstehen, wenn Cholesterin oder seltener Bilirubin oder Kalzium-Karbonate nicht mehr in Lösung gehalten werden kann. Die Steine können von wenige Millimeter bis zu mehrere Zentimeter groß werden. Sehr viele Menschen haben Gallensteine, ohne es zu wissen. Sie sind beschwerdefrei und müssen dann auch nicht behandelt werden (Ausnahme: bei sehr großen Steinen, über drei Zentimeter, wird die Gallenblasenoperation empfohlen). Da die Steine den Galleabfluss aber auch behindern können, treten nach einem entsprechenden Reiz für die Gallenblase (fettreiches Essen) Beschwerden wie Gallenkoliken auf. Wird der Galleabfluss aus der Gallenblase beeinträchtigt, können sich Bakterien in der Galleflüssigkeit ansammeln und eine Gallenblasenentzündung hervorrufen. Kleine Gallensteine können in den Gallengang wandern und dort einklemmen. Gerne geschieht dies an der Ausführungsstelle am Übergang in den Zwölffingerdarm, der sogenannten Papilla Vateri (→ Frage 8): Dadurch kann der Abfluss von Galle und Pankreassekret gestört werden. Dies kann wiederum eine akute Pankreatitis auslösen.

Daneben gibt es sehr seltene Entzündungen der Gallenwege und angeborene Fehlbildungen.

Auch Gallenblasen- und Gallengangkrebs (Cholangio celluläres Carcinom) kommen vor, sind aber selten. Es gibt einen Befall des cholangiozellulären Karzinoms in der Leber oder außerhalb der Leber im Gallengang. Als Risikofaktoren dafür gelten in der Gallenblase befindliche große Gallensteine oder Gallenblasenpolypen bzw. chronische Entzündungen der Gallenwege.

B. Operationen an Speiseröhre, Magen, Bauchspeicheldrüse und Galle

Welche Operationen an der Speiseröhre gibt es? 14

Am häufigsten wird bei gutartigen Erkrankungen die Operation gegen Reflux (Zurückfließen von saurem Mageninhalt in die Speiseröhre) durchgeführt. Diese als Fundoplikatio bezeichnete Operation erfolgt heute auch mit der Schlüssellochtechnik (minimal-invasive Verfahren). Gutartige Tumoren der Speiseröhre sind selten und werden meist endoskopisch abgetragen oder chirurgisch lokal entfernt.

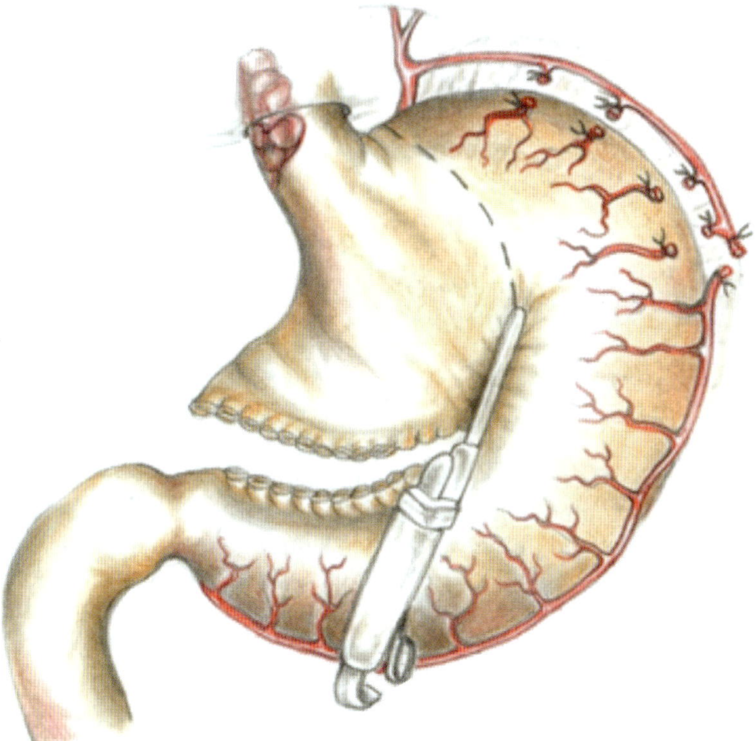

Abbildung 2
Chirurgische Bildung eines Schlauchmagens
(Bildquelle: Prof. Dr. med. U. Bolder, kein-magen.de)

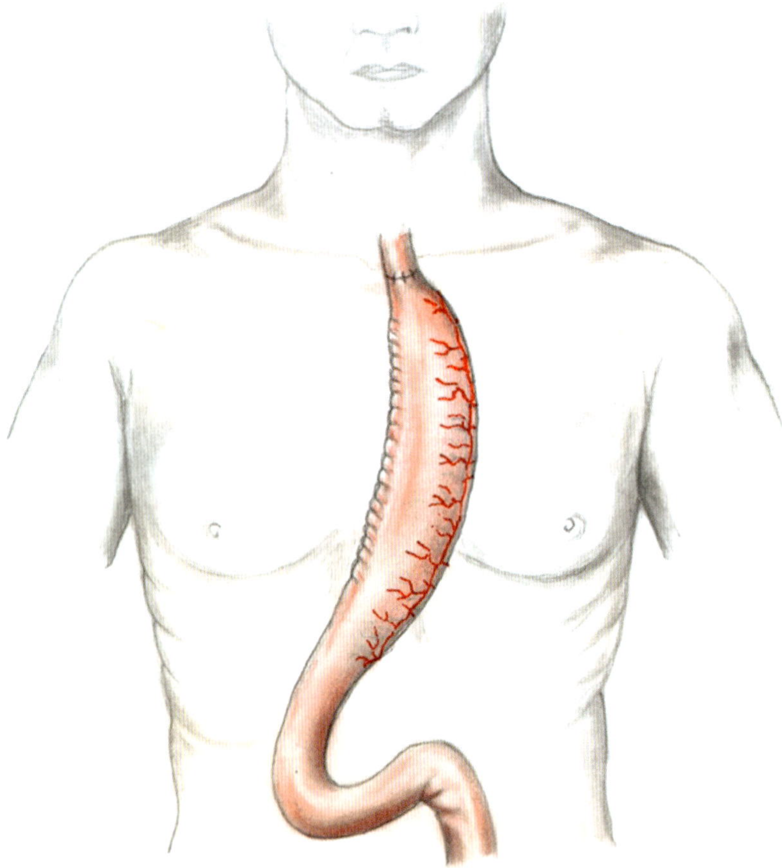

Abbildung 3
Fertige Wiederherstellung der Nahrungspassage durch Magenhochzug
(Bildquelle: Prof. Dr. med. U. Bolder, kein-magen.de)

Die chirurgische Behandlung von bösartigen Erkrankungen in der Speiseröhre richtet sich nach der Lokalisation und nach dem histologischen Befund (feingewebliches Untersuchungsergebnis). Man unterscheidet histologisch zwischen einem Plattenepithelkarzinom und einem Adenokarzinom. Nach Erhalt aller Untersuchungen wird in der Tumorkonferenz über die bestmögliche Therapie beraten. Ihr Arzt wird danach das Ergebnis und die weiteren Therapiemöglichkeiten mit Ihnen besprechen.

In Frage kommen Chemotherapie, Bestrahlung, Operation oder eine Kombination dieser Therapieverfahren. Bei der Operation wird die

Speiseröhre vom Bauchraum aus über das Zwerchfell (transhiatal) oder über eine Eröffnung des rechten Brustkorbes (Zweihöhleneingriff) entfernt. Die Passage der Nahrung vom Mund in den Magen wird in den meisten Fällen mittels des zu einem Schlauch geformten hochgezogenen Magens oder selten durch einen zwischengeschalteten Dickdarmabschnitt wiederhergestellt.

Was sind Tumore am Übergang von Speiseröhre zum Magen? Wie werden diese operiert? 15

Diese Tumore werden als Tumore des gastro-ösophagealen Übergangs bezeichnet. Um die bösartigen Zellen einschließlich der angrenzenden Lymphknoten zu erreichen und vollständig chirurgisch zu entfernen, hängt das Operationsverfahren von der genauen Lokalisation des Tumors ab. Man teilt die Geschwülste in sogenannte Typ-1-, Typ-2- oder Typ-3-Tumore ein. In Abbildung 4 ist eine orientierende Darstellung wiedergegeben.

Typ-1-Tumore werden operiert wie ein Speiseröhrenkarzinom mit Magenhochzug (s.o.), Typ-2- und Typ-3-Tumore wie ein Magenkarzinom mit völliger Entfernung des Magens (totale Gastrektomie, s.u.).

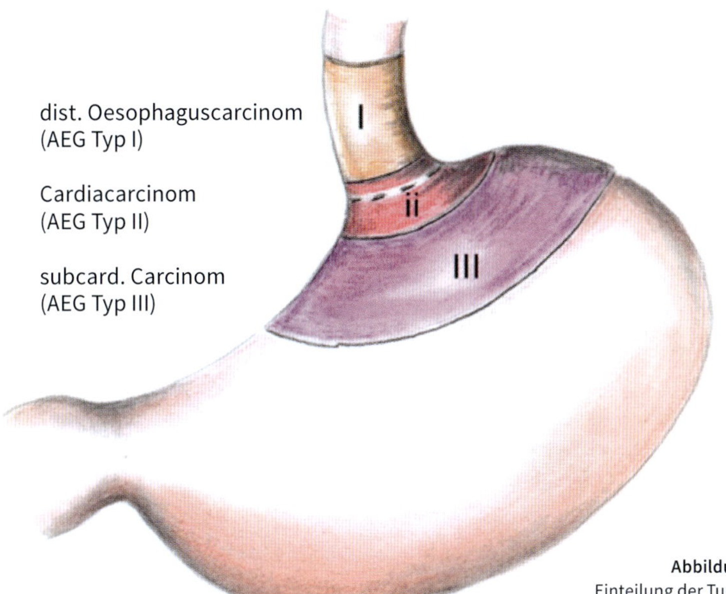

Abbildung 4
Einteilung der Tumore des gastro-ösophagealen Übergangs (Bildquelle: Prof. Dr. med. U. Bolder, kein-magen.de)

16 Welche Magenoperationen gibt es?

Die chirurgische Behandlung von Magenerkrankungen richtet sich nach der Ursache. Bei gutartigen Erkrankungen kann das Magengewebe sehr begrenzt entfernt werden, entweder mit dem Endoskop oder durch den Chirurgen. Danach ist in der Regel nicht oder nur mit wenigen Folgestörungen zu rechnen.

Bei bösartigen Erkrankungen, wie z.B. dem Magenkarzinom, entscheiden die feingewebliche Beurteilung über die Tumorart und die Lokalisation des Tumors im Magen über das weitere operative Vorgehen, ob der Magen komplett oder nur teilweise entfernt werden muss. Nach teilweiser (partieller) Magenentfernung (Magenresektion) behält man einen kleinen Restmagen. Um die Passage für die Nährstoffe wiederherzustellen, wird ein Stück des Dünndarmes an den Magenrest genäht. Der Zufluss von Galle und Bauchspeicheldrüsenflüssigkeit wird über die untere Verbindungsnaht der Darmschlingen (Anastomose) gewährleistet.

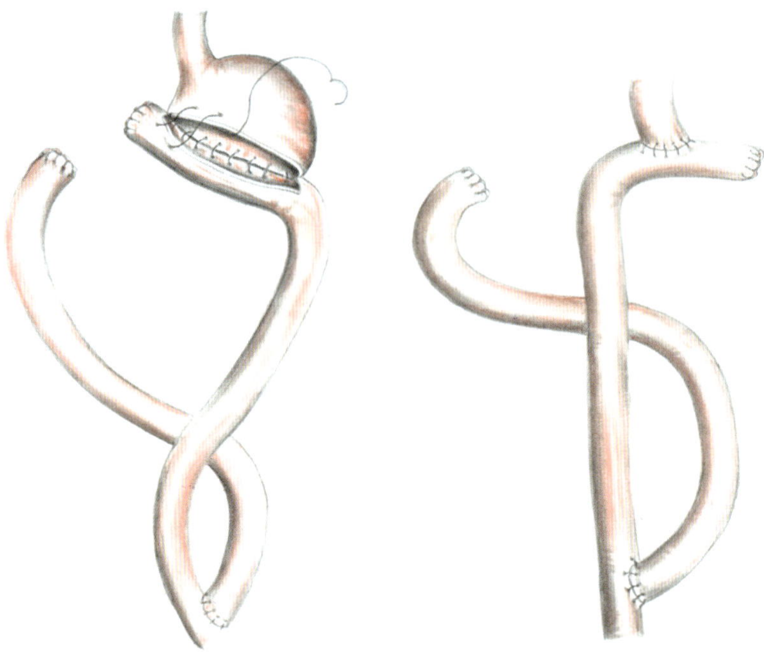

Abbildung 5
Anatomie nach Teilentfernung des Magens

Abbildung 6
Vollständige Magenentfernung

(Bildquellen: Prof. Dr. med. U. Bolder, kein-magen.de)

Wurde der Magen vollständig entfernt, bildet der an die Speiseröhre genähte Dünndarm den sogenannten Ersatzmagen. Das Fassungsvermögen dieses Ersatzmagens ist wie dargestellt nur gering (s.o.).

In einigen Fällen muss zusätzlich die Milz entfernt werden. Dann sind spezielle Impfungen erforderlich (➜ Frage 136).

Wird der neue „Ersatzmagen“ alle Aufgaben übernehmen können? Wie lange wird das dauern? 17

Wurde der Magen komplett entfernt (Gastrektomie), soll ein „Ersatzmagen“ die Aufgaben des Magens übernehmen. Alle Aufgaben können nicht ersetzt werden (hormonelle Steuerung, Intrinsic-Faktor, etc.). Die Ersatzschlingen formieren sich und es dauert einige Zeit, bis der Ersatzmagen seine bestmögliche Aufnahmefähigkeit erreicht. Das kann gut bis zu einem Jahr dauern.

Gibt es typische Probleme nach Magenteilentfernung? 18

Es kann zu denselben Problemen kommen, die man auch bei der kompletten Magenentfernung hat. Das Fassungsvermögen des Restmagens ist in der Regel größer als die des Dünndarmes nach vollständiger Magenentfernung. Die betroffenen Menschen können bei ihren Mahlzeiten etwas größere Portionen zu sich nehmen. Daher wird der häufig aufgetretene Gewichtsverlust vielleicht schneller wieder ausgeglichen.

Aber Beschwerden wie Völlegefühl, Druckgefühl im Oberbauch, Dumpingsyndrom und auch Fettstühle werden bei dieser Operationstechnik möglicherweise beobachtet (➜ Kapitel D, Beschwerden nach der Operation).

Nimmt die Häufigkeit von Magenkarzinomen zu? 19

Die Häufigkeit der Erkrankung Magenkrebs hat deutlich abgenommen. Dafür nimmt die Untergruppe Krebs am Übergang der Speiseröhre zum Mageneingang zu.

20 Welche Operationen werden an der Bauchspeicheldrüse durchgeführt?

Operationen an der Bauchspeicheldrüse werden bei gutartigen wie auch bei bösartigen Erkrankungen durchgeführt.

Bei der gutartigen chronischen Pankreatitis können die Bauchspeicheldrüsenenzyme nicht richtig abfließen, wodurch immer wieder eine Entzündung entstehen kann. Wird durch eine Behandlung mit dem Endoskop durch den oberen Magen-Darmtrakt dauerhaft keine Verbesserung erreicht, kann dies nur durch eine Operation erreicht werden. Ziel der Operation ist es, den Pankreaskopfbereich mit seinem narbigen Material zu entfernen, um somit wieder eine Abflussmöglichkeit für das Pankreassekret des erhaltenen Restorganes zu schaffen. Hier ist die sogenannte pyloruserhaltende partielle Duodeno-Pankreatektomie ein geeignetes Verfahren.

Bei dieser Operation wird der Pankreaskopf ausgeschält und der Zwölffingerdarm (Duodenum) belassen. Zusätzlich wird der Bauchspeicheldrüsengang eröffnet, mit einer Dünndarmschlinge gedeckt, welche die Pankreassäfte aufnimmt und in den Magen-Darm-Trakt leitet. Durch diese Operation lässt sich bei 60 bis 80 Prozent der Patienten eine deutliche Verminderung der Schmerzen erreichen. Zudem kann eine Verschlechterung einer möglicherweise vorbestehenden Zuckerkrankheit aufgehalten, bzw. eine Neuentwicklung verhindert werden. Beschränkt sich die chronische Pankreatitis auf den Schwanz der Bauchspeicheldrüse, kann es zur Heilung ausreichen, nur diesen Bereich zu entfernen (sogenannte Pankreaslinksresektion).

Bei bösartigen Bauchspeicheldrüsenerkrankungen, dem Pankreaskarzinom, ist die Operation bislang die einzige Möglichkeit zur Heilung. Eine Heilung ist allerdings nur möglich, wenn eine Absiedlung (Metastasierung) in andere Organe noch nicht stattgefunden hat. Beim Karzinom des Pankreaskopfes wird heute in der Regel die bei der chronischen Pankreatitis bereits beschriebene pyloruserhaltende partielle Duodeno-Pankreatektomie angewendet. Im Gegensatz zur sogenannten klassischen „Whipple'schen Resektion“ bleibt der Magen bei der pyloruserhaltenden partiellen Duodeno-Pankreatektomie bis in den postpylorischen Anteil erhalten.

Dies verbessert die Lebensqualität der Patienten, weil ihnen die Folgen einer Mitentfernung des Magens erspart bleiben. Tumoren des Pankreaskörpers und des Pankreasschwanzes werden mittels der ebenfalls oben beschriebenen Pankreaslinksresektion entfernt. Ob ein Pankreaskarzinom im Gesunden entfernt werden kann, hängt nicht nur von der Größe des Tumors ab, sondern auch davon, ob und in welchem Ausmaß das Geschehen auf benachbarte Strukturen (Magen, Dickdarm) übergegriffen hat.

In einigen Fällen ist es erforderlich, die gesamte Bauchspeicheldrüse zu entfernen. Danach werden gar keine Bauchspeicheldrüsen-Verdauungsenzyme mehr gebildet und auch die Produktion von Insulin und Glukagon zur Steuerung des Blutzuckerspiegels ist nicht mehr vorhanden. Neben den Verdauungsenzymen zu jeder Mahlzeit muss auch der dadurch entstandene insulinpflichtige Diabetes mellitus bei den Betroffenen neu eingestellt werden.

Zuweilen ist es erforderlich, die Milz mit zu entfernen. Ein Leben ohne Milz ist möglich, allerdings sind Menschen ohne Milz empfindlicher gegenüber bakteriellen Infektionen, da die Milz eine wichtige Rolle in der Immunabwehr spielt. Spezielle Impfungen sind daher erforderlich (→ Frage 136).

Welche Operationen werden an den Gallenwegen durchgeführt? 21

Die häufigste Operation der Gallenwege ist die Entfernung der Gallenblase, die Cholezystektomie (CHE), meistens wegen Gallensteinen. Diese wird in der Regel mit der minimal-invasiven Technik durchgeführt, d.h. mit der sogenannten Schlüsselloch-Technik. Nach komplikationslosem post-operativem Verlauf entstehen für die betroffenen Patienten keinerlei Einschränkungen.

Bösartige Tumore können neben der Gallenblase auch die Gallengänge betreffen. Das Gallengangskarzinom, cholangio-celluläres Carcinom (CCC) kann in den Gallengängen, in der Leber oder zwischen Leber und Dünndarm lokalisiert sein. Man spricht dann von intrahepatischem (in der Leber) oder extrahepatischem (außerhalb der Leber) Befall.

Befindet sich das Karzinom in der Leber, wird ein Teil der Leber entfernt. Bei Befall außerhalb der Leber (extrahepatisch) wird eine pyloruserhaltende Duodeno-Pankreatektomie wie beim Pankreaskopfkarzinom durchgeführt, da der Gallengang durch den Pankreaskopf in den Zwölffingerdarm führt. Möglich sind auch Operationen nach Whipple, bei denen die Gallenblase, der Zwölffingerdarm

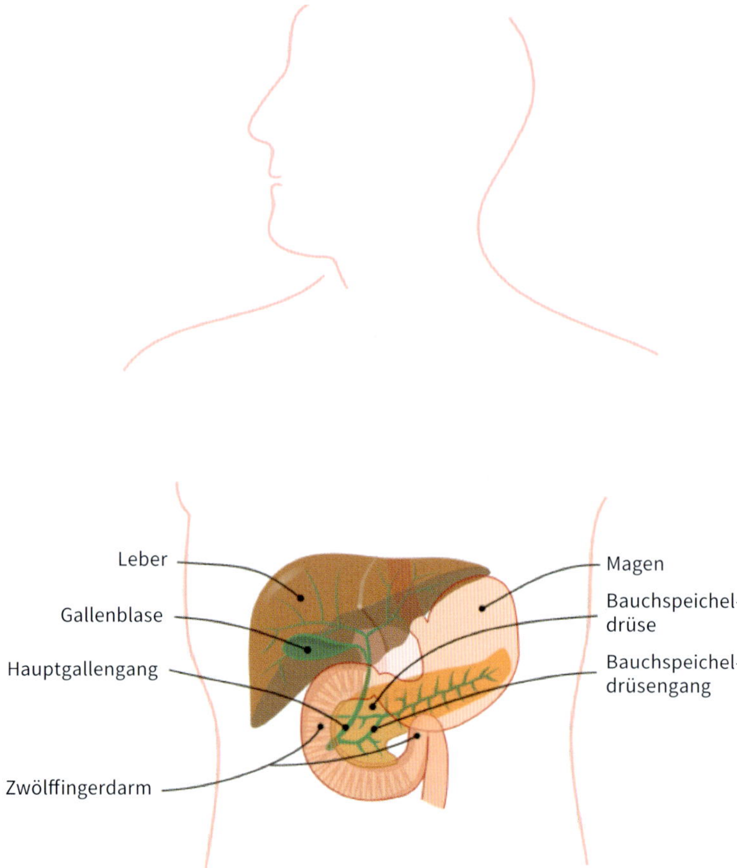

Abbildung 7
Anatomische Darstellung von Bauchspeicheldrüse und Galle

und Teile des Magens, der Bauchspeicheldrüse und des Dünndarms entfernt werden.

C. Worin unterscheiden sich verschiedene Tumorerkrankungen voneinander?

Gibt es bösartige und weniger bösartige Tumorerkrankungen? 22

Tatsächlich gibt es verschiedene Tumorerkrankungen mit unterschiedlichem Schweregrad und unterschiedlicher Bösartigkeit. Es gibt gutartige Tumore, die man im Magen findet und die nur wegen ihres Größenwachstums und anderer störender Eigenschaften entfernt oder operiert werden müssen: Lipome, Fibrome, Adenome oder Polypen. Über das Ausmaß der Bösartigkeit kann letztendlich der Pathologe Auskunft geben, der das betroffene, operativ entfernte Präparat feingeweblich untersucht.

Manchmal geht der Tumor gar nicht vom Magen selbst aus, vielmehr handelt es sich um eine Metastase eines Krebses, der von einem ganz anderen Organsystem stammt, wie zum Beispiel von einem Melanom (Hautkrebs). Hier kann der Pathologe Hinweise auf den Ursprungstumor geben, manchmal wird man erst in der feingeweblichen Untersuchung den eigentlich zu Grunde liegenden Tumor diagnostizieren.

Der eigentliche Magenkrebs hat seinen Ursprung in entarteten Schleimhautzellen. Der Pathologe unterscheidet verschiedene Typen: adenomatöse-, squamöse, kleinzellige oder Siegelringzell-Karzinome. Diese Fachausdrücke können dem betreuenden Onkologen gegebenenfalls wichtige Informationen für die Therapie geben.

Wenn die Tumore nicht von der Schleimhaut ausgehen, können sie ihren Ursprung im lymphatischen Gewebe oder in Bindegewebszellen haben. Solche Tumore können zwar durchaus auch bösartig sein, der Begriff „Krebs“ ist jedoch streng genommen den Schleimhauttumoren vorbehalten.

Bei Tumoren, die vom Bindegewebe ausgehen, kann es sich um sogenannte Gastrointestinale Stromatumore handeln, abgekürzt GIST-Tumore. Ob oder wie bösartig diese Tumore sind, hängt von einigen Faktoren ab. Diese entscheiden dann über die weitere Therapie (→ Frage 25).

Tumore, die vom Lymphgewebe ausgehen, nennt man Lymphome. Es gibt zum Beispiel die sogenannten MALT-Lymphome, die vergesellschaftet sein können mit einer Helicobacter-Infektion. Wenn dies der Fall ist, kann es allein durch die Beseitigung des Erregers („Eradikation“) zu einer Heilung kommen. Allerdings ist dies eine seltene Erkrankung (→ Fragen 26 bis 29).

23 Was ist ein Tumorboard?

Krebskranke zu behandeln erfordert in der Regel ein Zusammenarbeiten von Spezialisten aus mehreren medizinischen Fachrichtungen. Um die bestmögliche Therapie für jeden einzelnen Patienten zu ermöglichen, werden in den onkologischen Zentren regelmäßig sogenannte Tumorboards abgehalten, an denen neben dem behandelnden Arzt zum Beispiel auch ein Onkologe, ein Chirurg, ein Gastroenterologe, ein Radiologe und ein Strahlentherapeut teilnehmen.

Diese Art von Konferenzen ist vorgeschrieben und soll vor Beginn der Therapie abgehalten werden, um diese festzulegen. Dabei werden Aspekte des Patienten, Vorteile und Risiken der Therapie und der neueste Stand der Wissenschaft zugrunde gelegt. Miteinbezogen werden alle an der Therapie beteiligten Mitarbeiter der jeweiligen Fachdisziplin.

24 Meine Tumorerkrankung wurde mit Bestrahlung und Chemotherapie behandelt, andere Patienten wurden operiert. Woran liegt diese unterschiedliche Therapie?

Die Tumore des oberen Verdauungstraktes unterscheiden sich grundsätzlich, je nachdem aus welchem Gewebe sie entstanden sind. Dies stellt der Pathologe bei der histologischen Untersuchung fest. Zusätzlich untersucht man wichtige Tumormarker. Die Therapie richtet sich grundsätzlich nach dem histologischen Typ des Tumors und nach dem sogenannten Tumorstadium. Es werden die Tumorgröße, die Eindringtiefe, der Lymphknotenbefall, der Einbruch in die Lymphbahnen oder in Gefäße und das Grading zusammengefasst (→ Frage 25). Diese Befunde werden danach in einer Tumorkonferenz vorgestellt. Sie berät sich über die weiteren notwendigen diagnostischen Schritte, bezieht dabei Patientenfaktoren (Alter, Risikofaktoren, etc.) mit ein und spricht letztlich auch die Therapieempfehlung aus. Auf Grund dieser vielfältigen Faktoren kann die gleiche Tumorerkrankung je nach Tumorstadium eine andere Behandlung zur Folge haben.

Was bedeutet die TNM-Klassifikation? Was bedeuten die Zahlen? 25

Der Buchstabe T beurteilt das lokale Tumorwachstum, beschreibt die Größe und Eindringtiefe des Tumors. Das N bezieht sich auf die Lymphknoten, wie viele und welche befallen sind. Das M bezieht sich auf die Metastasen, d.h. welche anderen Organe mitbetroffen sind.

Es können aber noch viele andere Aspekte in der Formel mitbeschrieben werden, wie Lymphgefäßbeteiligung und Gefäßeinbruch. Ob der Tumor bei der Operation im Gesunden entfernt wurde, wird mit dem R beschrieben.

Die Zahlen liegen in der Regel zwischen null bis maximal vier. Man kann sagen: Kleine Zahlen bedeuten geringe Ausdehnung, große Zahlen fortgeschrittene Erkrankung. Diese Tumorformel ist wichtig, da abhängig hiervon die Entscheidung für die Therapie getroffen wird. Dazu wird jeder Tumorpatient in einem Expertengremium besprochen, um gemeinsam die bestmögliche Therapieempfehlung zu geben.

Tumorerkrankungen des Magens betreffen eher ältere Menschen. Kann es sein, dass man auch schon im jungen Alter eine solche Krankheit bekommt? Welche Risikofaktoren gibt es? 26

In den meisten Fällen lässt sich die Ursache für die Entstehung des Magenkrebses nicht angeben. Man kann daran erkranken, obwohl man gesund gelebt hat. An Magenkrebs erkrankte Familienangehörige stellen ein erhöhtes Risiko dar.

Viele Risikofaktoren, die zu Magenkrebs führten, haben sich dank veränderter hygienischer Bedingungen und anderer Konservierungs- und Verarbeitungsmethoden von Nahrungsmitteln in Mitteleuropa deutlich vermindert.

Einige Risikofaktoren tragen dazu bei, dass Magenkarzinome entstehen:

- scharf gewürzte Speisen und stark gesalzene Mahlzeiten in Kombination mit geringem Verzehr von frischem Obst und Gemüse,
- gepökelte Nahrungsmittel (Nitrat- und Nitritsalze),
- gegrillte und geräucherte Nahrungsmittel (Kanzerogene),
- Rauchen (Nikotin, Teerstoffe),
- Atrophische Gastritis (Typ-A-Gastritis),
- Magenschleimhautpolypen,
- chronische Magengeschwüre,
- Helicobacter-pylori-Infektion,
- vorangegangene Billroth-II-Operation,
- genetische Faktoren.

Verwandte ersten Grades (Eltern, Geschwister oder Kinder) eines Magenkrebspatienten haben ein zwei- bis dreifach erhöhtes Risiko, selbst im Laufe ihres Lebens zu erkranken. Neben Erbanlagen können dafür allerdings auch ähnliche Lebens- und Ernährungsgewohnheiten oder eine in der Familie übertragene Helicobacter-pylori-Infektion verantwortlich sein.

Auf ein hohes ererbtes Risiko, an Magenkrebs zu erkranken, deuten folgende Kriterien hin:

- Es gibt mehrere Verwandte ersten Grades, die an Magenkrebs erkrankt sind.
- Die Erkrankung eines Verwandten ist in einem frühen Alter aufgetreten.
- In der Familie gibt es einen oder mehrere Fälle eines sogenannten diffusen Magenkarzinoms, bei dem viele kleine Tumorherde über den Magen verteilt sind. Betroffene sollten mit ihren Ärzten besprechen, was in ihrem Fall sinnvoll ist.

Tatsächlich gibt es in sehr seltenen Fällen Familien mit einer erhöhten genetischen Veranlagung für Magenkarzinome. Diese haben einen ganz konkreten Gen-Defekt (CDH1-Gen, E-Cadherin). Sollte ein solcher Gendefekt vorliegen, hat dies für Geschwister und Kinder, oder auch geplante Kinder, eine erhebliche Bedeutung. Eine humangenetische Beratung und regelmäßige Vorsorge-Untersuchungen sind für diese wenigen Betroffenen zu empfehlen.

Ich hatte langjährig Probleme mit zu viel Magensäure und wiederholten Geschwüren. Hat dies die Entstehung der Erkrankung gefördert? 27

Ein chronisches Ulkus ventrikuli (Magengeschwür) hat meistens eine Helicobacter-pylori-(Hp)-Infektion als Ursache. Somit besteht durch die Hp-Besiedelung einerseits, wie auch durch die chronische Entzündung andererseits ein erhöhtes Krebsrisiko. Sollte ein Magengeschwür in der Endoskopie gesehen werden, muss aus diesem Gewebeproben entnommen (biopsiert) und auch auf einen Hp-Befall hin untersucht werden. Sollte ein Hp-Befall nachgewiesen werden, sollte eine medikamentöse Beseitigung (Eradikation) des Erregers erfolgen. Grundsätzlich muss jedes Magengeschwür endoskopisch auf Abheilung überprüft werden, da sich hinter einem nicht abheilenden Geschwür ein Karzinom verstecken kann.

Man hat mir den Magen entfernt. Es handelte sich um einen GIST-Tumor. Mir wurde gesagt, ich brauche keine weitere Therapie. Was soll ich davon halten? 28

Bei den Tumoren, die vom Binde- oder Stützgewebe im Magen-Darm-Trakt ausgehen, handelt es sich um sogenannte Gastro-intestinale Stromatumoren, abgekürzt GIST. Diese Tumore kommen sehr selten vor. Risikofaktoren sind bisher nicht bekannt.

Solche Tumore im Magen sollten komplett operativ entfernt werden. Bei kleinen Tumoren reicht eine teilweise (partielle) Magenentfernung aus. Die Größe des Tumors und der genetische Typ werden von einem darauf spezialisierten Pathologen ermittelt. Aus dem Ergebnis dieser feingeweblichen Untersuchung ergibt sich, ob zusätzlich eine medikamentöse Therapie erforderlich ist oder nicht.

Ich habe einen Magentumor, den man MALT-Lymphom nennt. Man hat gar keine Operation durchgeführt. Ist das nicht riskant? 29

Die Lokalisation des MALT-Lymphoms ist auf die Schleimhaut des Magens begrenzt. Histologisch handelt es sich um eine Unterart des Non-Hodgkin-Lymphoms. Am häufigsten ist die Magenschleimhaut betroffen. Das Magenlymphom kann sowohl gutartig, als auch bösartig sein. Bei der gutartigen Form (niedrig maligne Form) handelt es sich um eine langjährige Infektion des Magens mit dem Bakterium Helicobacter pylori. Hier kann allein durch eine medikamentöse Eradikationstherapie des Bakteriums eine Heilung erreicht werden. In allen anderen Fällen muss eine Chemotherapie und gegebenenfalls eine Strahlentherapie durchgeführt werden. Auch eine totale Magenentfernung (Gastrektomie) kann erforderlich sein.

D. Beschwerden nach der Operation

Welche Beschwerden werden nach einer Operation am oberen Verdauungstrakt voraussichtlich auftreten? 30

Verschiedene Menschen reagieren unterschiedlich auf die gleiche Behandlung. Es gibt Betroffene, die kaum beeinträchtigt sind. Oft aber treten Schluckbeschwerden, Refluxbeschwerden, Stuhlgangsunregelmäßigkeiten, Appetitverlust, Gewichtsverlust, Befindlichkeitsstörungen des Bauches oder auch Schmerzen auf.

Die Beschwerden nach einer Operation (post-operative Beschwerden) hängen zunächst von der Lokalisation der Operation ab, des Weiteren von Art und Ausmaß der Operation und der entfernten Organe (➔ Kapitel B, Operationen an Speiseröhre, Magen, Bauchspeicheldrüse und Galle).

Belastend sind zusätzlich eine vorangegangene Strahlen- und/oder Chemotherapie, Begleiterkrankungen des Patienten und ein deutlicher Gewichtsverlust vor der Operation (mehr als 5% des Ausgangsgewichts).

Es wird zwischen Beschwerden in den ersten drei Monaten nach der Operation und den Langzeitfolgen unterschieden. Grundsätzlich stehen bei den meisten Betroffenen Ernährungsprobleme und ein Gewichtsverlust im Vordergrund. Nach Operationen an der Bauchspeicheldrüse kann zusätzlich ein Diabetes mellitus auftreten.

Welches sind die Hauptprobleme nach Ösophagusresektion? 31

Besteht ein Tumor in der Speiseröhre, wird ein Teil der Speiseröhre entfernt und der Magen als sogenannter Schlauchmagen im Brustkorb an den Rest der Speiseröhre genäht (Anastomose, ➔ Frage 14). Durch dieses Operationsverfahren verkleinert sich die Füllmenge des Restmagens erheblich. Die Patienten können nur noch circa 300 bis 400 ml Flüssigkeit oder Nahrung pro Mahlzeit zu sich nehmen.

Die Nahrungs- und Flüssigkeitsaufnahme muss daher auf viele kleine Portionen über den Tag erfolgen.

Durch die Operation wird der Nervus Vagus immer mit entfernt, der die Magenmotorik und die Magensäureproduktion ganz wesentlich steuert. Der Magen entleert sich langsamer und die Stimulation der Bauchspeicheldrüsenenzyme ist vermindert. Die Betroffenen sollten Ihre Mahlzeiten gut kauen und gegebenenfalls kleine Flüssigkeitsmengen zu sich nehmen.

In seltenen Fällen tritt eine narbige Verengung in der Anastomose auf, die durch eine endoskopische Untersuchung aufgeweitet werden kann.

Da auch der Muskel in der Kardia (Mageneingang) fehlt (→ Frage 5), kann es bei manchen Patienten zu einem galligen Rückfluss in die Speiseröhre kommen.

32 Wie kann man ohne Magen leben? Mit welchen Beeinträchtigungen muss man nach einer Magenoperation rechnen?

Gutartige Tumore kann man lokal begrenzt operieren, d.h. nur diese entfernen. Danach bestehen in der Regel keine wesentlichen Einschränkungen für die Betroffenen.

Bei distalen Magenkarzinomen (weit unten im Magen gelegen) wird eine sogenannte $^4/_5$-Magenresektion (subtotale Magenresektion) oder eine $^2/_3$-Magenresektion (Operation nach Billroth) durchgeführt. Die Patienten können sich anschließend weitgehend normal ernähren. Die Nahrungsmenge ist nur geringfügig eingeschränkt. Es besteht aber eine sogenannte Desynchronisation der Bauchspeicheldrüsenenzyme, d.h. die Enzyme werden nicht zum richtigen Zeitpunkt ausgeschüttet. Treten in diesen Fällen Verdauungsprobleme auf, müssen zu den Mahlzeiten Pankreasenzyme eingenommen werden.

Nach vollständiger Magenentfernung wird als Ersatzmagen Dünndarm an die Speiseröhre genäht. Dieser Ersatzmagen kann nur noch eine Füllmenge von 200 bis 300 ml aufnehmen. Somit können die alten Ernährungsgewohnheiten mit drei Hauptmahlzeiten und Getränken nicht mehr beibehalten werden (alle weiteren Informationen dazu → Kapitel F, Fragen zur Ernährung).

Kann der neue Ersatzmagen alle Aufgaben übernehmen? 33

Nach der Operation bilden sich die Schlingen neu aus. Es dauert eine gewisse Zeit, bis eine bestmögliche Aufnahmefähigkeit erreicht ist. Dies kann unterschiedlich lange dauern, bei einigen bis zu einem Jahr.

Was kann ich selbst gegen meine Appetitlosigkeit tun? 34

Der Magen hat eine wichtige Rolle für das Hunger- und das Sättigungsgefühl. Ist kein Magen mehr vorhanden, fehlt diese Steuerung des Appetits.

Essen Sie möglichst sechs bis zehn kleine Mahlzeiten über den Tag verteilt. Achten Sie auf kleine Portionen auf dem Teller. Nach und nach werden Sie auf einzelne Speisen wieder Appetit entwickeln. Testen Sie diese dann in sehr kleinen Portionen.

Essen ist am Anfang kein Genussfaktor, sondern ein Bestandteil der Therapie. Der Körper braucht Nahrung, um Gewicht und Muskelmasse zu gewinnen.

Ich habe keinen Appetit. Schlucken ist zwar möglich, aber mühsam. Woran kann das liegen? 35

Mangelnder Appetit ist häufig auch die Folge von nicht ausreichender Flüssigkeitszufuhr. Die Schleimhäute trocknen aus und es wird zu wenig Speichel gebildet. Daher ist ausreichende Flüssigkeitszufuhr enorm wichtig. Ist dies durch Trinken nicht möglich, kann kurzfristig am besten eine Infusion von Flüssigkeit über die Vene helfen.

Nach Chemotherapien können vereinzelt Pilzinfektionen im Mund und in der Speiseröhre auftreten (Soor). Diese kann man sehr gut mit pilztötenden (antimykotischen) Medikamenten behandeln, z.B. mit Suspensionen, die man vier- bis sechsmal täglich über einen kurzen Zeitraum einnehmen sollte.

Um Schluckstörungen (Dysphagie) diagnostisch abzuklären, sollte man eine Endoskopie durchführen. Dabei kann man die Anastomose (Naht zwischen Speiseröhre und Magen bzw. Dünndarm,

→ Kapitel B) beurteilen und sehen, ob ein Soorbefall oder eine andere Entzündung wie ein Reflux (→ Kapitel D) vorliegt.

36 Gibt es Medikamente gegen die Appetitlosigkeit? Was kann man machen?

In erster Linie hilft eine Ernährungsumstellung. Viele kleine Mahlzeiten essen und dazwischen immer wieder kleine Mengen trinken. Während des Rehabilitationsaufenthalts in spezialisierten Klinken fertigten Patienten über mehrere Tage ein Ernährungs- und Trinkprotokoll an. Dabei zeigte sich oft, dass weniger als ein Liter Flüssigkeit pro Tag aufgenommen wurde. Der Bedarf liegt aber mindestens bei 1,5 Liter täglich. Nach mehreren Tagen entstand dadurch ein erheblicher Flüssigkeitsmangel, der zu einem fehlenden Durst- und Hungergefühl führte. Dies verschlimmert die Situation für den Betroffenen. Wie in Frage 35 beschrieben, helfen in diesem Fall am schnellsten Infusionen über die Vene.

Bei rasch auftretendem Völle- oder Druckgefühl können MCP-Tabletten oder -Tropfen helfen. Nach den neuen Arzneimittelrichtlinien sind MCP-Tropfen allerdings nur noch stark verdünnt erhältlich. Eine Tablette enthält 10 mg MCP, 1 ml Tropfen 1 mg. Man braucht also 10 ml Tropfen für die gleiche Menge wie eine Tablette. Der Vorteil der Tropfen liegt darin, dass sie individuell dosiert werden können.

37 Nach dem Essen ist mir übel. Woran liegt das?

Durch die Entfernung des Magens oder der Speiseröhre hat sich das Reservoir für die Nahrung sehr verkleinert. Eine Schwierigkeit ist, die richtige Portionsgröße zu finden. Ein weiterer Grund ist das Dumpingsyndrom.

38 Was ist ein Dumping-Syndrom?

Unter Dumpingsyndrom werden Bauchbeschwerden und Kreislaufstörungen nach einer Magenoperation zusammengefasst.

Zum einen kann es zu Beschwerden am Verdauungstrakt kommen wie Übelkeit oder Erbrechen. Andererseits können Herz-Kreislauf-

Reaktionen wie Herzrasen, Schwindel, Schwäche oder Zittern ausgelöst werden. Bei ersterem spricht man vom frühen, bei letzterem vom späten Dumping-Syndrom. Dumping-Symptome können sehr hartnäckig sein und lassen sich durch ernährungsmedizinische Maßnahmen nicht alleine beheben.

Welche Beschwerden weisen auf ein Früh-Dumping-Syndrom hin? 39

Typische Beschwerden, die auf Frühdumping hinweisen:

- Bauchschmerzen,
- Durchfall,
- Übelkeit,
- Erbrechen,
- Völlegefühl,
- Druckgefühl,
- später auch Schwitzen, Zittern oder Blässe.

Ursache ist nach Magen-(Teil-)entfernung die rasche Entleerung des Speisebreis in den Dünndarm. Dies führt zu einer Dehnung des Dünndarmes mit entsprechenden Krämpfen und Schmerzen. Durch rasche Aufnahme von zuckerhaltigen Speisen kann es zu Kreislaufsymptomen wie Schwäche oder Schwindel kommen. Das Frühdumping tritt etwa 15 bis 30 Minuten nach der Nahrungsaufnahme auf.

Was deutet auf ein Spät-Dumping-Syndrom hin? 40

Niedriger Blutdruck, Schwächegefühl, Hunger und Schwitzen sind Symptome des Spätdumpings.

Ursache ist eine schnelle Aufnahme von vielen Zuckermolekülen aus dem Dünndarm in das Blut. Dadurch wird aus der Bauchspeicheldrüse Insulin zur Gegensteuerung freigesetzt. Im weiteren Verlauf kommt es zu einer Unterzuckerung, welche obige Symptome hervorrufen. Das Spätdumping tritt etwa ein bis drei Stunden nach der Nahrungsaufnahme auf.

Beim Früh- und Spätdumping gilt es, den Verzehr von Zucker und zuckerhaltigen Speisen und Getränken einzuschränken.

41 Es ist für mich viel schwieriger zu trinken als zu essen. Was kann ich dagegen tun?

Essen und Trinken sollten prinzipiell gerade am Anfang getrennt werden. Das macht es erforderlich, dass Sie zwischen den Mahlzeiten etwas trinken, also circa 50 Minuten später. Auch hier müssen wieder die kleinen Portionen eingehalten werden. Trinken Sie in kleinen Schlückchen, jeweils nur ein Glas/Tasse mit 100 bis 150 ml. Die Getränke sollten weder sehr kalt noch sehr heiß sein. Testen Sie, welche Getränke Ihnen am besten bekommen, z.B. stilles Mineralwasser, verdünnte Fruchtsäfte, warme/temperierte Milch/Kakao, Tee, auch mal dünn gekochten Kaffee. Sorgen Sie für Abwechslung! Bevorzugen Sie ruhig kalorienhaltige Getränke. Kohlensäurehaltige Getränke, wie z.B. Mineralwasser, bereiten oft Probleme.

42 Obwohl ich wenig esse, leide ich oft an Völlegefühl. Woran liegt das?

Das Fassungsvermögen des neuen Ersatzmagens ist begrenzt. Kleine Portionen zu den Hauptmahlzeiten sind erforderlich. Fast alle betroffenen Patienten machen die Erfahrung, dass ab einem Punkt der nächste Bissen zu viel ist. Überwinden Sie sich, lassen Sie Reste zu. Man fängt bewusst erst mit kleinen Portionen an, nachnehmen kann man ja noch immer.

43 Was schützt mich vor Blähungen?

Blähungen („Meteorismus“) treten nach einer Magenentfernung häufig auf, weil der Speisebrei nicht mehr genügend vorverdaut und mit Verdauungsenzymen durchmischt wird.

Es gibt einige Lebensmittel, die bei jedem Menschen Blähungen verursachen. Dazu gehören z.B. Weißkohl, Rotkohl, Rosenkohl, Zwiebeln, Paprika und die Hülsenfrüchte (Markerbsen, Linsen, Dicke Bohnen). Aber auch sehr ballaststoffhaltige Lebensmittel wie Vollkornbrot und Müsli machen Blähungen, ebenso rohes Obst (Ausnahme Bananen) und Gemüse sowie kohlensäurehaltige Getränke. Diese Lebensmittel sollten zunächst gemieden, können aber nach und nach ausgetestet werden.

Eine weitere seltenere Ursache für Blähungen kann eine durch den Eingriff erworbene Unverträglichkeit von Milchzucker (Laktoseintoleranz) sein. Dann hilft eine laktosereduzierte Kost.

Am besten essen Sie häufig kleine Mengen an leicht verdaulichen Speisen. Kauen Sie gründlich (bis zu 20-mal vor dem Schlucken).

Um sich der Blähungen direkt zu entledigen, gibt es z.B. SAB-simplex®-Tropfen, die insbesondere im oberen Magen-Darm-Trakt Gas rasch abbinden. Außerdem gibt es Lefax®-Kautabletten, die wirken ähnlich, zusätzlich auch in unteren Darmabschnitten. Auch Kümmel-Anis-Fenchel-Tee wirkt entblähend.

Welche Ursachen gibt es für vermehrte Blähungen nach Magenoperation? 44

Wenn Sie ständig unter Blähungen leiden und die Beschwerden sich nicht durch eine strikte Diät bessern, sollten Sie dies mit ihrem Gastroenterologen besprechen (→ auch Kapitel E und F).

Die Ursachen lassen sich oft klären. Sie gewinnen an Lebensqualität.

Seit der Operation habe ich Durchfälle. Was kann die Ursache sein? 45

Die Durchfälle können unterschiedliche Ursachen haben. Es kommen Ernährungsfehler, eine bakterielle Fehlbesiedelung, das Dumping-Syndrom (→ Fragen 38 bis 40), Lebensmittelunverträglichkeiten, ein Mangel an Verdauungsenzymen und anderes in Frage. Wenn die Durchfälle anhalten, sollten Sie sich unbedingt an Ihren behandelnden Gastroenterologen wenden, um eine entsprechende Diagnostik einzuleiten.

Seit der Magenentfernung bildet sich bei mir oft weißlicher Schleim, den ich ausspucken muss. Was kann ich dagegen tun? 46

Häufig handelt es sich bei diesem Schleim um zähen Speichel, der wieder hochgewürgt wird. Trinken Sie daher bitte ausreichend und der weiße Schleim wird weniger oder ganz verschwinden.

47 Ich kann schlecht schlucken. Wie lange soll ich mich noch von Suppen und Babybrei ernähren?

Wenn Schluckstörungen länger bestehen, muss man die Ursache suchen (→ Frage 35). Vorübergehend kann eine passierte Kost sinnvoll sein, um das Essen etwas zu erleichtern. Babybrei kann nur kurzzeitig eine Alternative sein, sollte aber auf seine Bestandteile überprüft werden. Er ist oft gar nicht so leicht verdaulich wie vermutet.

Zudem ist passiertes Essen oft unansehnlich und wirkt damit auf den Appetit hemmend. Zumeist ist es ausreichend, ein gut durchgegartes Essen selbst auf dem Teller zu zerstampfen, z.B. die Kartoffeln mit etwas mehr Soße, fein geschnittenes und weich gekochtes Gemüse, Hackfleisch, Rührei, gekochten Fisch. Als Zwischenmahlzeiten sind gerade Pudding und Cremesuppen eine gute nahrhafte Alternative.

Häufig treten Schluckstörungen beim Essen von trockenem und faserigem Fleisch auf.

48 Ich habe Schluckprobleme. Größere feste Bestandteile kann ich nicht oder nur mühsam schlucken. Das ist auch mit Schmerzen verbunden. Warum?

Schluckprobleme (Dysphagie) können zum Beispiel auftreten, wenn sich die Naht (Anastomose) narbig verengt hat. Eine solche Verengung kommt bei den heutigen Operationstechniken selten vor. Diese kann mit der Endoskopie erkannt und danach geweitet werden.

49 Seit der Operation ist meine Haut so trocken. Wenn ich aufstehe, wird mir leicht schwindlig. Wie weiß ich, ob ich genug getrunken habe?

Viele Patienten leiden nach einer Operation an der Speiseröhre oder am Magen unter einem Flüssigkeitsmangel. Die Trinkmenge ist zu gering. Dadurch reduziert sich die Urinmenge. Der ausgeschiedene Urin ist sehr konzentriert, dunkel und riecht oft streng. In vielen Fällen hilft es, genügend Flüssigkeit zuzuführen, z.B. mit Infusionen. Entscheidend aber ist, ausreichend trinken zu lernen, und das in seinem Tagesplan fest zu verankern.

Seit der Operation haben sich mein Blutdruck und mein Blutzucker normalisiert. Woran liegt das?

50

Erhöhte Blutdruck- und Blutzuckerwerte sind in vielen Fällen auf Übergewicht zurückzuführen. Meist wurde vor und nach der Operation Gewicht verloren. Damit bessern sich in der Regel die Blutzuckereinstellung und der Blutdruck. Eine medikamentöse Behandlung ist nicht mehr erforderlich. Diese Werte sollten zu Hause weiter kontrolliert werden, da sie im Verlauf auch wieder ansteigen können und eine Behandlung erfordern.

E. Verdauungsenzyme und Fettstühle

51 Mein Stuhlgang hat sich nach der Operation verändert. Er ist von hellgelber Farbe, breiig weich bis flüssig, schwimmt in der Toilette und riecht übel. Weshalb?

Der nicht vollständig verdaute Speisebrei führt zur Ausscheidung von unverdauten Nahrungsbestandteilen, vor allem von Nahrungsfett. Man spricht von einem Fettstuhl. Der Stuhlgang schwimmt durch den hohen Fettanteil in der Toilettenschüssel und lässt sich nicht gut abspülen. Er riecht sehr stark durch die nicht ausreichend aufgespaltenen Nahrungsbestandteile. Dies führt zudem zu stark übel riechenden Blähungen. Auch der hellgelbe, breiig weiche Stuhlgang deutet auf unverdautes Fett hin.

All diese Beschwerden weisen auf einen Mangel an Verdauungsenzymen hin. Besonders die Verdauung von Fett ist eingeschränkt. Nahrungsfett ist ein kalorienreicher Bestandteil der Ernährung und hilft, einen Gewichtsverlust zu mindern. Trotz ausreichender Menge an Essen kann es zu einem Gewichtsverlust kommen.

52 Was hilft gegen Fettstühle?

Bevor das Fett aus der Nahrung im unteren Dünndarm, dem Ileum, aufgenommen werden kann, muss es in seine Bestandteile Glycerin und Fettsäuren zerlegt werden. Dafür wird hauptsächlich das Enzym Lipase benötigt, welches in der Bauchspeicheldrüse produziert wird (→ Frage 8). Die fehlenden Verdauungsenzyme müssen dann gleichzeitig mit der Nahrung medikamentös zugeführt werden. Pankreasenzympräparate enthalten Pankreatin, ein Gemisch verschiedener Enzyme (Lipase, Proteasen, Amylasen), die helfen, die Nährstoffe zu verdauen. Da ohne Magen auch die Magensäure und die Zeit zum Auflösen einer Kapsel fehlen, können Bauchspeicheldrüsenenzyme nur in Form von Granulat oder Pellets wirken. Daher muss die Kapsel vor der Einnahme geöffnet werden. Die notwendige Enzymdosis wird nach dem Fettgehalt der Nahrung bestimmt. Der Lipasegehalt ist in internationaler Einheit (IE) angegeben.

Pro Gramm Fett benötigen Sie zwischen 1.000 und 2.000 IE Lipase. Ein Präparat mit 20.000 IE reicht also für 10 bis 20 g Nahrungsfett.

Diese Dosis wird als Einstiegsdosierung verwandt. Im Lauf der Zeit zeigt sich immer besser, welche Enzymdosis bei welchen Speisen benötigt wird. Die Dosis kann schwanken. Oft ist keine 100-prozentige Abdeckung des Nahrungsfetts mit Lipase erforderlich, da auch noch körpereigene Enzymmengen aus der Bauchspeicheldrüse vorhanden sind.

Wurde ein Fettstuhl diagnostiziert, empfiehlt es sich gerade anfangs von einem Bedarf von ca. 2.000 IE Lipase pro Gramm Nahrungsfett auszugehen, um erst einmal einen Erfolg zu sehen, indem die Verdauung fester wird, Blähungen zurück gehen und der Gewichtsabbau zum Stillstand kommt. Dies klappt aber nur, wenn auch wirklich jede fetthaltige Mahlzeit, auch fetthaltige Zwischenmahlzeiten, mit Enzymen abgedeckt werden. Gerade bei sehr kleinen Essmengen zählt jede Kalorie, um den Bedarf des Körpers zu decken. Durch die richtige Dosierung und Einnahme wird das Nahrungsfett vollständig aufgenommen. Das bedeutet, der Körper erhält die notwendige Energie und der Darm wird nicht mit unverdautem Fett belastet. Daher merken Sie schon ein paar Stunden nach der Mahlzeit einen direkten Erfolg. Selbstbeobachtung ist hier ganz wichtig.

Im Laufe der Zeit kann die Dosis oftmals reduziert werden, bestenfalls so, dass nur besonders fettreiche Mahlzeiten abgedeckt werden müssen. Zu Ihrer Orientierung finden Sie im Anhang auf Seite 137 ff. eine Tabelle mit dem Fettgehalt von Lebensmitteln.

Während einer Rehabilitationsmaßnahme sehen wir oft neu angereiste Patienten, die Enzyme falsch einnehmen bzw. unzureichend dosieren und somit keine positive Wirkung erfahren.

Wie nehme ich die Enzyme richtig ein? 53

Das Enzymgranulat und das fetthaltige Essen müssen zeitgleich im Darm ankommen. Der säureresistente Überzug der Pellets löst sich auf, die Enzyme werden freigesetzt und können das Fett der Nahrung spalten. Das aufgespaltene Fett kann so die Darmwand passieren und vom Körper aufgenommen werden, wie auch fettlösliche Vitamine.

Damit die Enzyme richtig wirken können, müssen einige Regeln eingehalten werden:

- Alle fetthaltigen Mahlzeiten (auch Zwischenmahlzeiten) werden mit Enzymen abgedeckt. Die Enzymmenge richtet sich nach der Fettmenge der Nahrung.
- Die Enzyme werden während der Mahlzeit mit einem kleinen Schluck Flüssigkeit eingenommen. Sie dürfen nicht gekaut werden, da sie das Zahnfleisch schädigen können. Gerade Prothesenträger bekommen schnell Probleme.
- Geben Sie das Granulat (ohne Kapsel) z.B. auf einen Teelöffel, in ein Pinnchen oder in einen Eierbecher und schütten Sie es direkt hinten in den Mund und spülen Sie mit einem kleinen Schluck Flüssigkeit nach. Oder nehmen Sie einen kleinen Teelöffel Apfelmus oder Joghurt, geben sie die Pellets darauf und schlucken sie es gemeinsam runter.
- Verteilen bzw. fraktionieren Sie die Pellets über die Mahlzeit, z.B. nach dem zweiten Bissen, nach der Hälfte der Mahlzeit und gegen Ende der Mahlzeit.
- Enzyme nicht in das Essen einrühren!

Die Enzyme wirken direkt im Darm, indem sie die Nahrungsbestandteile und das Fett aufspalten und damit die Aufnahme und Verwertung des Essens ermöglichen. Die Enzyme selbst werden mit dem Stuhl wieder ausgeschieden.

54 Verträgt sich die Einnahme von Verdauungsenzymen mit dem moslemischen Glauben?

Verdauungsenzyme (Pankreatin) werden aus Bauchspeicheldrüsen von Schweinen gewonnen. Erfahrung mit dieser Behandlung bestehen schon seit 150 Jahren.

Nach gängiger Lehrmeinung des Korans sind die Enzyme auch für gläubige moslemische Patienten erlaubt. Als Alternative gibt es auch ein pflanzliches Präparat (Nortase®).

Die Gabe von Verdauungsenzymen schweinischer Abstammung verträgt sich nicht mit meiner veganen Welteinstellung. Gibt es eine Alternative?

55

Wer aus weltanschaulichen Gründen ein Problem mit Verdauungsenzymen schweinischer Herkunft hat, kann auch das pflanzliche Ersatzpräparat anwenden. Dessen Wirksamkeit muss individuell geprüft werden.

Ich soll die Enzymkapseln öffnen, um sie ins Essen zu streuen. Seit der Chemotherapie habe ich aber kein Feingefühl (toxische Polyneuropathie) mehr in den Fingern, was es mir (fast) unmöglich macht, die Kapseln zu öffnen. Was kann ich tun?

56

Es gibt pharmazeutische Unternehmen, die die Enzyme als Granulat in einem Glasfläschchen anbieten (Panzytrat OK®) und eine Dosierungshilfe (Messlöffel) mitliefern.

Bei mir ist ein Teil des Magens erhalten geblieben. Es wurde eine „Whipple-Operation" (Pankreaskopfentfernung mit oder ohne Magenteilentfernung, Zwölffingerdarm- und Gallenblasenentfernung) durchgeführt. In welcher Form soll ich die Verdauungsenzyme nehmen?

57

Total gastrektomierte Patienten (ganz ohne Magen) brauchen Enzym-Granulat oder geöffnete Enzym-Kapseln, weil ihnen die Magensäure fehlt. Patienten mit vollständig erhaltenem Magen oder diejenigen, die pyloruserhaltend (mit Erhalt des Magenpförtners) nach Whipple operiert worden sind, brauchen Enzym-Kapseln, die vor der Magensäure schützen. Manchmal hilft nur ausprobieren, welche Einnahmeform am besten wirkt.

Die in den Kapseln enthaltenen Pellets selbst haben ebenfalls einen Schutzfilm gegen die Restsäure. Man kann nach Magenteilentfernung also problemlos die Kapseln öffnen, ohne dass die Enzyme an Wirkung verlieren.

58 Wie lange soll ich die Enzyme einnehmen?

Wie lange Sie die Enzyme brauchen, werden Sie selbst merken. Solange Sie davon profitieren, sollten Sie sie nehmen. Ihre Beobachtungen bezüglich Blähungen, Volumen und Konsistenz der Verdauung sowie der Gewichtsverlauf sind dabei die ausschlaggebenden Fakten.

Ein Auslassversuch kann sehr schnell Antwort darauf geben, ob es noch Sinn macht, die Enzyme einzunehmen. Bitten Sie Ihren Hausarzt, eine „relative Pankreasinsuffizienz" zu diagnostizieren. In diesem Fall übernimmt Ihre Krankenkasse die Kosten für die Enzymsubstitution.

59 Was sind MCT-Fette?

MCT-Fette sind mittelkettige Fettsäuren, die keine Verdauungsenzyme benötigen. Sie werden direkt vom Darm in die Lymphe aufgenommen und zur Leber transportiert.

Die MCT-Fette können in Form von speziell gefertigter Margarine und Öl im Reformhaus oder Internet gekauft werden.

Bei einer Fettverdauungsstörung können diese eingesetzt werden. Allerdings muss das Essen dann sehr fettarm ausgewählt werden. Die MCT-Fette werden ergänzt, um die fehlende Energie zu ersetzen. Dies bedeutet für viele Menschen eine deutliche geschmackliche Einbuße, was sich besonders bei Appetitlosigkeit negativ auswirkt. Daher wird man zunächst versuchen, die Verdauungsstörung mit der richtigen Enzymeinnahme und -dosierung zu bessern.

60 Kommt es durch Fettstühle zu einem Mangel an fettlöslichen Vitaminen?

Die fettlöslichen Vitamine A, D, E und K werden mit den Nahrungsfetten gemeinsam vom Körper aufgenommen. Bestehen über einen längeren Zeitraum Fettstühle, kann es bei diesen Vitaminen, wie aber auch bei vielen anderen Vitaminen und Mineralstoffen, zu einem Defizit kommen.

F. Fragen zur Ernährung

Was soll man nach einer Magenoperation bei der Ernährung beachten? 61

Die Kost soll leicht verdaulich und vielseitig sein. Wichtig sind hochwertige, vitamin- und mineralstoffreiche, hochkalorische (energiereiche) Lebensmittel. Das Verhältnis der verschiedenen Nährstoffe zueinander entspricht im Prinzip dem von „Gesunden", d.h. 20 Prozent der Nahrungsenergie in Form von Eiweiß, 35 Prozent als Fett und circa 50 Prozent als Kohlenhydrate. Von dieser Verteilung der Nährstoffe muss man gegebenenfalls abweichen, wenn nur kleine Mengen pro Mahlzeit gegessen werden können. Dann sollten diese fettreicher, also hochkalorisch sein.

Verteilen Sie die Nahrung auf viele kleine Mahlzeiten (6-8 Mahlzeiten pro Tag). Es kommt in erster Linie gar nicht auf die Auswahl der richtigen Lebensmittel an, sondern mehr darauf, die richtigen Portionsgrößen zu finden. Gerade nach der Operation ist eine halbe belegte Scheibe Brot schon eine gewaltige Mahlzeit. Sobald Sie einen Happen zu viel essen (das kann der berühmte „letzte Bissen" sein) rebelliert Ihr Darm und Sie können stundenlang nichts mehr essen. Bevorzugen Sie Lebensmittel, auf die Sie Appetit haben und meiden Sie jene, die schon vorweg Widerwillen bei Ihnen hervorrufen.

Bevorzugen Sie Speisen und Getränke mit einem hohen Energie- und Nährstoffgehalt. So können Sie auch mit kleinen Portionen Ihren Energiebedarf decken. Hier ist der Sahnejoghurt oder Sahnequark sinnvoll, auch das Brot darf mit Butter bestrichen und mit einer zweiten Scheibe Wurst oder Käse belegt werden. Zwischendurch darf auch genascht werden. Was früher eventuell lästige Pfunde verursacht hat, kann jetzt hilfreich sein.

Die Speisen sollten nicht zu heiß und nicht zu kalt sein. Meiden Sie zu Beginn stark gewürzte, stark gebratene und frittierte Speisen. Trinken Sie Fruchtsäfte verdünnt mit stillem Mineralwasser. Trennen Sie feste und flüssige Nahrung.

Individuelle Besonderheiten müssen bei der Kostzusammenstellung berücksichtigt werden. Sie werden lernen, was Ihnen bekommt und was nicht. Mit der Zeit werden Sie immer mehr Lebensmittel vertragen. Erweitern Sie ständig Ihren Speisenplan. Denn:

Sie dürfen alles essen, was Sie beschwerdefrei vertragen.

Kauen Sie jeden Bissen 15- bis 20-mal, essen Sie langsam und konzentrieren Sie sich auf das Essen.

62 Welche Lebensmittel machen häufig Unverträglichkeiten?

Tabelle 1
Lebensmittel, die häufig Unverträglichkeiten machen

Milch und Milchprodukte	Schnell getrunkene Milch/Buttermilch/stark gewürzter und sehr fettreicher Käse
Gemüse	Zwiebeln, Porree, Hülsenfrüchte, Pilze, Weiß-, Rot-, Grün-, Rosenkohl, Paprika, anfangs Rohkost
Kartoffeln	Bratkartoffeln, Kartoffelpuffer, Pommes frites, Kartoffelsalat
Brot, Gebäck	Grobes Vollkornbrot, Sahne- und Cremetorten, Spritzkuchen, Fettgebackenes
Obst	Unreifes, saures Obst, Pflaumen, Kirschen
Eier	Hartgekochte Eier, fettreiche Eizubereitungen
Salate	Kohlsalate, z.B. Krautsalat, fettreiche Mayonnaise-Salate
Gewürze	Knoblauch, Schnittlauch, scharfer Senf, Cayennepfeffer

Bei den einzelnen Lebensmitteln kommt es auf die Menge, Zubereitung und Kombination an. Besonders fettreiche Zubereitungsformen machen Lebensmittel schwerer verdaulich (z.B. Panieren und Braten). Ein wenig Porree in der Suppe macht keine Probleme, Obst als Kompott können Sie sicher auch bald vertragen. Ein Löffel Kartoffelsalat mit wenig Mayonnaise und ohne Zwiebeln werden Sie vermutlich ebenfalls bald essen können.

Lebensmittel und Speisen, auf die Sie Appetit haben, sollten Sie bevorzugen und sich nicht verbieten lassen. Probieren Sie es in kleiner Portion, ohne andere kritische Einflussfaktoren (z.B. schnelles hastiges Essen).

Welche Nahrungsmittel und Speisen sollte ich bevorzugen? **63**

Tasten Sie sich an Milch und Milchprodukte langsam heran. Bei einigen Betroffenen kommt es nach der Operation zu einer relativen Unverträglichkeit von Milchprodukten. Es können Blähungen bis hin zu Durchfall auftreten, da der enthaltene Milchzucker nicht verdaut wird. Beginnen Sie daher mit Käse. Danach testen Sie Quark bzw. Quarkspeisen aus. Wenn Beschwerden auftreten, testen Sie die Menge, welche Sie problemlos essen können. Denken Sie bitte daran, eher den fettreichen Quark zu essen und vergessen Sie gegebenenfalls die dazu benötigte Enzymeinnahme nicht. Auch Joghurt kann häufig noch toleriert werden. Wenn immer wieder Probleme nach dem Genuss von Milchprodukten auftreten, testen Sie die lactosefreie Milch, Joghurt und Sahne (im Handel erhältlich). Gerade Milch und Milchprodukte sind gute Energie-, Nähr- und Wirkstofflieferanten, auf die man nicht verzichten sollte.

Haben Sie immer wieder Blähungen und Durchfall bei fettreicheren Lebensmitteln und Zubereitungen, lesen Sie bitte das Kapitel E, Verdauungsenzyme und Fettstühle.

Rohe Lebensmittel sind grundsätzlich schwerer zu verdauen als gegarte. Beginnen Sie daher bei den Salaten mit blanchiertem Gemüse wie z.B. Karotten oder Broccoli, auch etwas Blattsalat können Sie testen, Obst gekocht als Kompott. Eine Banane ist ziemlich leicht verdaulich, zudem ein guter Nährstofflieferant und sollte bald getestet werden. Bald können Sie auch ein Viertel Apfel probieren.

Über kohlensäurehaltige Getränke gelangt viel Luft in den Darm, schon das normale Mineralwasser ist problematisch. Dies gilt auch für Limonaden, Bier und Sekt. Naturreine Fruchtsäfte haben eine hohe Konzentration (Osmolarität) und Säure, sie sollten daher nur mit stillem Mineralwasser verdünnt getrunken werden.

Seit meiner Magenentfernung habe ich keinen oder nur wenig Appetit. Woran liegt das? **64**

Das natürliche Gefühl von Hunger und Sättigung kann durch die Erkrankung, die Operation sowie die Folgetherapien verloren gehen. Nach einer Operation am oberen Verdauungstrakt ist es ganz normal, dass nur ein geringer bzw. gar kein Appetit besteht.

Essen ist jetzt nicht mehr nur ein Genuss, sondern auch ein Therapiebaustein. Sie müssen essen, um dem Körper die notwendigen Nähr- und Wirkstoffe zu liefern.

Nicht nur der Appetitverlust und der Flüssigkeitsmangel, sondern auch die Angst vor Schmerzen führen oftmals zu einer unzureichenden Nahrungsaufnahme.

65 Was kann ich tun, um mehr Appetit zu bekommen?

Machen Sie sich einen Plan. Stellen Sie sich Lebensmittel und Speisen bereit, die Sie über den Tag verteilt essen, z.B. alle zwei Stunden eine Kleinigkeit, dazwischen Flüssigkeit zuführen. Was Sie zu einer Zeit verpasst haben, können Sie den ganzen Tag nicht mehr nachholen, da das Volumen der Nahrungsaufnahme begrenzt ist.

Essen sie sechs bis zehn kleine Mahlzeiten über den Tag verteilt. Eine halbe Schnitte Brot, ein halbes Brötchen, eine Tasse Suppe, eine halbe Banane, ein kleines Schälchen Pudding etc. können hier eine Mahlzeit bilden. Achten Sie auf kleine Portionen auf dem Teller. Lüften Sie regelmäßig die Wohnung. Besonders Essensgerüche verstärken die Appetitlosigkeit. Essen Sie möglichst in „Gesellschaft“, so kommen Sie auf andere Gedanken beim Essen. Aber lassen Sie sich nicht zu große Portionen „aufzwingen“.

Vielleicht hilft Ihnen morgens im Bett ein kleiner Snack, z.B. ein Kräcker, ein Zwieback, um besser in den Tag zu starten.

66 Vor der Operation bekam ich bei Essensgeruch Appetit. Heute verspüre ich eher Ekel.

Die Grunderkrankung und die Therapien (z.B. Chemotherapien) führen oft zu Veränderungen des Geruchs- und Geschmackssinnes, sodass Essensgerüche Übelkeit auslösen können. Auch eine vitamin- und mineralstoffarme Ernährung tragen dazu bei. Lüften Sie gut, essen Sie wenn möglich nicht in der Küche. Häufig sind es die früher geliebten Speisen, die jetzt Abneigung machen.

Soll ich mich nach dem Essen eher hinlegen oder herumlaufen? 67

Gönnen Sie sich zu den Mahlzeiten, aber auch im Anschluss daran etwas Ruhe. Sie müssen sich nicht hinlegen, aber wenn Sie sofort wieder aktiv werden, arbeitet auch der Darm schneller und die Passagezeit der Mahlzeit verkürzt sich.

Bei manchen Betroffenen ist es notwendig nach der Mahlzeit auszuruhen, besonders wenn Sie zum Dumping neigen (→ Fragen 38 bis 40). Achten Sie jedoch darauf, den Oberkörper hoch zu lagern, um einen Rückfluss des Speisenbreies zu vermeiden.

Obwohl ich wenig esse, leide ich oft an Völlegefühl. Woran liegt das? 68

Im Vergleich zu früher sollte die Portion wirklich klein sein, z.B. eine halbe Schnitte Brot, eine Kartoffel + 1 Esslöffel Gemüse + 50 g Fleisch. Kauen Sie gut und essen Sie langsam. Trennen Sie Essen und Trinken voneinander. Auch Unverträglichkeiten für Milchzucker (Lactose) oder Fruchtzucker (Fructose) sowie eine Fettverdauungsstörung können dafür verantwortlich sein (→ Fragen 51 bis 53, 62 und 88).

Am Wohlsten fühle ich mich, wenn ich nichts esse. Wie kann ich verhindern, dass ich abnehme? 69

Das genau ist das Problem. Wenn Ihr Darmtrakt leer ist, fühlen Sie sich gut. Auf Dauer aber verlieren Sie Gewicht und Lebenskraft. Daher müssen Sie essen, sich immer wieder zum Essen und Trinken überwinden. Die genaue Taktung der Mahlzeiten gehört zur Therapie und muss mit Geduld geübt werden.

Ein idealer Tagesplan für Menschen mit Gastrektomie könnte so aussehen:

Tabelle 2
Idealer Tagesplan für Menschen mit Gastrektomie

7.00	Eine Tasse Tee mit Zucker + Zwieback, langsam genießen
8.00	½ Brötchen + Butter + Käse (ggf. mit verordneten Enzymen)
9.00	150-200 ml Tee oder dünnen Kaffee, langsam trinken
10.00	Kleines Schälchen angerührten Sahnequark mit Mandarinen aus der Dose (ggf. mit verordneten Enzymen)
11.00	150-200 ml Brühe mit Einlage oder Gemüsecremesuppe (ggf. mit verordneten Enzymen)
12.00	1 Kartoffel + 1 Löffel Gemüse + 80 g gedünstetes Fischfilet (ggf. mit verordneten Enzymen)
13.00	150-200 ml Saftschorle, langsam trinken
14.00	Schälchen Pudding (ggf. mit verordneten Enzymen)
15.00	150-200 ml Tee, langsam trinken
16.00	1 kleines Stück Rührkuchen (ggf. mit verordneten Enzymen)
17.00	150-200 ml Saftschorle, langsam trinken
18.30	kleine Scheibe Brot + Margarine + 2 Scheiben Wurst/Käse (ggf. mit verordneten Enzymen)
19.30	150-200 ml Tee mit Zucker, langsam trinken
21.00	Schälchen Joghurt mit Früchten (ggf. mit verordneten Enzymen)
22.00	150-200 ml Tee, stilles Mineralwasser, langsam trinken

70 Ich habe doch keinen Diabetes. Wieso habe ich Blutzuckerschwankungen und warum bin ich manchmal unterzuckert?

Schnell aufzunehmende (resorbierbare) Kohlenhydrate in Form von Zucker und reiner Stärke werden schnell vom Körper aufgenommen, jedoch durch eine hohe Insulinausschüttung auch schnell wieder abgebaut. Dem Körper fehlen die Reserven und durch die schnelle Passagezeit der Nahrung werden keine Kohlenhydrate mehr nachgeliefert. Dadurch kann es zu einer Unterzuckerung kommen. Essen Sie daher viele kleine Mahlzeiten. Vermeiden Sie zu süße Speisen. Achten Sie besonders vor und während körperlicher Anstrengungen auf eine geregelte Nahrungszufuhr, denn die Muskeln verbrauchen zusätzlich Energie, wodurch der Blutzuckerspiegel sinkt.

Warum soll ich nicht zum Essen trinken? 71

Entscheidend ist die Füllung des Ersatzmagens. Oft ist nur eine Aufnahmemenge von circa 150 bis 250 ml vorhanden. Trinken Sie ein Glas Tee, ist Ihr Ersatzmagen schon gefüllt und Sie können nichts mehr essen. Das Fassungsvermögen und die damit verbundene Dehnung des Darmstückes sind entscheidend für die Verträglichkeit. Auch wird der Speisebrei zu sehr verflüssigt, er passiert zu schnell den Darm.

Es gibt aber auch Betroffene, die von dieser Regel abweichen müssen. Sie benötigen nach ein paar Essensbissen Flüssigkeit, um die Passage zu verbessern.

Seit meiner Operation vertrage ich kein Fleisch mehr. Woran liegt das? 72

Der Geschmackssinn kann sich durch eine Chemotherapie und/ oder Operation verändern. Es baut sich Widerwillen gegen bestimmte Lebensmittel auf, nicht selten auch gegen solche, die man früher gerne gegessen hat. Trockenes, faseriges Fleisch bereitet manchmal schon beim Kauen und Schlucken Probleme und verursacht ein Völlegefühl. Diese Abneigung bessert sich im weiteren Verlauf wieder. Speisen aus Hackfleisch (z.B. Königsberger Klopse, Hackbraten) werden oft besser vertragen.

Woran liegt es, dass ich keinen Fisch mehr vertrage? 73

Fisch mit der richtigen Zubereitung ist gut verträglich und leicht verdaulich. Ein mit Teig in Fett gebackener Fisch ist deutlich schwerer zu verdauen als ein mit wenig Fett gebratener oder gedünsteter Fisch. Manchmal baut sich eine Abneigung gegen bestimmte Lebensmittel auf.

Seefisch mit hohem Gehalt an Ω-3-Fettsäuren ist ernährungsphysiologisch günstig. Fisch ist besonders eiweißreich und – je nach Auswahl – auch fettreich, und daher ein wertvoller Nährstoffträger. Auf Verdauungsenzyme ist zu achten (→ Fragen 51 bis 53).

74 Man hat mir nach der Operation gesagt, ich dürfe alles essen, was ich vertrage. Wer sagt mir, was ich vertrage?

Prinzipiell ist das richtig. Sie dürfen alles essen. Aber es dauert oft einige Monate, bis Sie ein Spektrum an Nahrungsmitteln zur Auswahl haben. Es ist sinnvoll, die Palette von Lebensmitteln schrittweise mit kleinen Testportionen zu erweitern (➔ Kapitel F und D).

Anfangs kann man es mit Weißbrot, Knäckebrot, magerem Belag, kleinen Portionen Milch und Milchprodukten, gekochtem leichtverdaulichem Gemüse (Möhren, Kohlrabi, Broccoli, Spinat, s.o.), Kompott und schonend gegartem magerem Fleisch ausprobieren. Die klassische Salzkartoffel ist leicht verdaulich. Eine solche Schonkost hat keinen messbaren medizinischen Sinn, dient aber der langsamen Gewöhnung an das Essen. Belassen Sie es bei sehr kleinen Portionen. Das ist oftmals das Schwierigste, da man selber an ganz andere Portionsgrößen gewöhnt ist. Seien Sie mutig. Bauen Sie Ihren Speisenplan aus. Probieren Sie neue Lebensmittel und Speisen in kleiner Portion. Sie werden viele positive Erfahrungen machen. Im Endeffekt gibt es nur wenige Lebensmittel, die Sie persönlich nicht vertragen.

75 Seit der Operation nehme ich laufend ab, obwohl ich gut essen kann. Warum?

Ganz wichtig ist die Kalorienmenge zu berechnen, die man tatsächlich zu sich genommen hat. In vielen Fällen zeigt die Dokumentation, dass insgesamt zu wenig gegessen und getrunken wurde. Besonders die Eiweißzufuhr ist oftmals zu gering. Es sollten ca. 1,2 bis 1,5 g Eiweiß je kg Körpergewicht gegessen werden. Hier hilft eine Vergrößerung der Portion zu einer Mahlzeit nicht. Dies würde nur Unwohlsein und Völlegefühl auslösen. Die Anzahl der Mahlzeiten und die Nährstoffdichte müssen erhöht werden.

In darauf spezialisierten Rehabilitationseinrichtungen wird zu Beginn der Rehabilitationsmaßnahme eine sogenannte BIA-Messung (Bioimpedanzanalyse), d.h. eine Bestimmung der Körperzusammensetzung durchgeführt. Damit sieht man oft, dass der aktive Zellanteil vom Körper deutlich reduziert ist, d.h. während der Krankheitsphase haben sich Muskeln abgebaut. In den folgenden Tagen erstellt jeder Betroffene ein Ernährungsprotokoll für drei Tage, in welchem er genau dokumentiert, was pro Tag gegessen und getrunken wurde. Dieses wird anschließend ausgewertet. Mit beiden Analysen kann man erkennen, ob der tägliche Energie-, Nähr- und Wirkstoffbedarf durch die zugeführten Nahrungsmittel gedeckt und auch verwertet wird.

Haben Sie wirklich über einige Tage ausreichend gegessen und verlieren trotzdem Gewicht? Lesen Sie bitte Kapitel E zur Fettverdauungsstörung.

Ich habe viel an Gewicht abgenommen, vor, um und nach der Operation. Ich möchte aber wieder zunehmen. Was kann ich da tun? Was kann ich erwarten? 76

Vermutlich haben Sie innerhalb von ein paar Wochen oder Monaten einige Kilogramm Körpergewicht eingebüßt und fühlen sich entsprechend schlapp und matt. Sie haben Muskelmasse verloren, obwohl das aktuelle Gewicht eventuell noch gut ist. Oft sinkt das Gewicht nach der Operation noch einige Monate weiter, bevor es nach drei bis sechs Monaten allmählich zum Stillstand kommt. Danach nimmt man wieder zu und das Gewicht pendelt sich ca. 10% unter dem Ausgangsgewicht ein. Die Gewichtszunahme ist sehr mühsam. Wiegen Sie sich nicht zu häufig, einmal wöchentlich reicht. Wenn Sie ein Kilogramm pro Monat zunehmen, ist das ein sehr guter Erfolg.

Um Gewicht zuzunehmen muss man mehr Kalorien zuführen als man täglich verbraucht. Gelingt dies mit den herkömmlichen diätetischen Maßnahmen, z.B. viele kleine Mahlzeiten, einem Stich Butter am Gemüse, Pudding/Kuchen mit Sahnehaube, kleine Snacks zwischendurch etc., nicht, müssen die Mahlzeiten energetisch angereichert werden. Dies geschieht durch Nährstoffkonzentrate, z.B. mit einem Kohlenhydrat- oder Eiweißkonzentrat oder einem Mischprodukt. Sie sind geschmacksneutral, lassen sich problemlos einrühren in Soßen, Suppen, Pudding und Getränke. Sie sind in der Apotheke erhältlich.

Nahrungsfette, wie Sahne, Butter, Lein-, Walnuss-, Olivenöl oder ähnliche, mit denen man Speisen verfeinern kann, liefern ebenfalls viel Energie. Dabei ist darauf zu achten, dass gegebenenfalls ausreichend Pankreasenzyme mit eingenommen werden.

Nehmen Sie darunter weiter ab bzw. nicht entsprechend zu, ist eine Nahrungsergänzung in Form von Trinknahrungen zu erwägen. Ihr Hausarzt kann eine Trinknahrung verordnen, so dass Sie nur die gesetzliche Zuzahlung leisten müssen. Die Apotheke klärt Sie über verschiedene Produkte auf.

77 Welche Zusatznahrung ist sinnvoll?

Grundsätzlich sind alle hochkalorischen Trinknahrungen sinnvoll, um den Kalorienbedarf pro Tag zu decken bzw. um zuzunehmen. Testen Sie verschiedene Sorten und Marken, das Angebot ist riesig und die Geschmäcker sind unterschiedlich. Zusatznahrung oder Trinknahrung muss in vielen kleinen Schlucken über einige Stunden getrunken werden. Trinken Sie sie zu schnell, wird Ihnen schnell unwohl. Besteht eine ausgeprägte Fettverdauungsstörung ist eine Trinknahrung ohne Fett zu empfehlen. Haben Sie eine Abneigung gegen Fleisch und Milch, ist womöglich die Eiweißversorgung nicht gesichert. In diesem Fall empfiehlt sich eine eiweißreiche Trinknahrung.

78 Was sind konkrete Tipps zur Gewichtszunahme?

Essen Sie sechs bis acht kleine Mahlzeiten täglich. Jede Mahlzeit sollte kalorienreich gestaltet werden. Dies schaffen Sie durch eine Erhöhung des Fettgehaltes. Fett ist der Hauptkalorienträger in der Nahrung. Die Menge der Speise bleibt damit klein, aber die Energiedichte ist höher. Streichen Sie die Butter etwas dicker auf Ihr Brot. Legen Sie eine zweite Scheibe Wurst oder Käse darauf. Rühren Sie etwas Sahne in die Soße. Essen Sie den Kuchen mit Sahne oder machen Sie einen Stich Butter an das Gemüse. Seien Sie großzügig mit einem hochwertigen Öl für den Salat oder einem kleinen Schuss Sahne in der Gemüsecremesuppe. Bevorzugen Sie Milchprodukte mit höherem Fettanteil. Beachten Sie dabei aber insgesamt die Enzymdosierung zu erhöhen, wenn Sie Fettstühle haben. Durch Ihre geringe Nahrungsmenge darf das einzelne Lebensmittel bzw. die Speise ruhig etwas mehr Fett enthalten, da Sie ja nicht so viel davon essen können. Alles was früher vielleicht dick gemacht hat, sollten Sie jetzt ausnutzen. Naschen Sie ein Stück Schokolade, ein paar Nüsse, einige Kekse. Trinken Sie Kakao, Malzbier und Milchshakes.

Achten Sie auch besonders auf eine ausreichende Eiweißzufuhr. Milch und Milchprodukte (bei Laktoseintoleranz die laktosefreien Produkte verwenden), Käse, Fleisch, Wurst, Eier sind gute Eiweißquellen und sollten täglich gegessen werden. Der Körper braucht anfangs circa 1,2 bis 1,5 g Eiweiß je kg Körpergewicht. Im Anhang (Seite 140) finden Sie eine Eiweißtabelle. Überprüfen Sie regelmäßig die Kalorienzufuhr und den Eiweißgehalt der Nahrung.

Wie viele Mahlzeiten werden empfohlen? 79

Möglichst viele kleine Portionen über den Tag verteilt, dazwischen bitte die Flüssigkeitszufuhr nicht vergessen. In der Regel schaffen die Betroffenen sechs bis acht Mahlzeiten pro Tag.

Werde ich mein altes Gewicht wieder erreichen? 80

Nach einer totalen Magenentfernung, nach einer Speiseröhrenentfernung mit Magenhochzug bzw. nach einer Operation der Bauchspeicheldrüse ist es sehr schwer, sein altes Gewicht wieder zu erreichen. Man kann aber durch diätetische Maßnahmen und entsprechende Umsetzung der Ernährungsempfehlungen wieder deutlich an Gewicht zunehmen. Es dauert jedoch lange und pendelt sich oft circa zehn Prozent unter dem ursprünglichen Gewicht ein. Entscheidend ist nicht der Gewichts-, sondern der Muskelaufbau. Um diesen zu erreichen, müssen der Energie- und Eiweißbedarf gedeckt werden und ein entsprechendes gezieltes Muskeltraining erfolgen.

Gibt es spezielle Diäten für Magenoperierte? 81

Es gibt keine spezielle Diät, die für Sie hilfreich wäre. Das individuelle Beschwerdebild ist ausschlaggebend und bestimmt damit das Ernährungsprogramm. Es gibt leicht- und schwerverdauliche Lebensmittel und unterschiedliche Zubereitungen. In einer Rehabilitationseinrichtung haben Sie z.B. die Möglichkeit, unterschiedliche Gerichte und Zubereitungsformen in der Lehrküche praktisch zu testen. In den drei bis vier Wochen Aufenthalt können Sie bei Beschwerden mit einer Ernährungsfachkraft oder dem behandelnden Arzt Ihre Probleme besprechen.

Wenn es immer wieder zur Problemen in Form von Völlegefühl, Blähungen, Übelkeit oder Durchfall kommt, sollte die Verträglichkeit von Laktose (Milchzucker), Fruchtzucker, Sorbit oder eine bakterielle Fehlbesiedlung getestet werden, zudem eine Stuhlansicht auf Stuhlfett erfolgen.

82 Ich habe Angst vor dem Essen, weil ich nicht genau weiß, was ich essen kann.

Oft ist es gar nicht die Nahrungsauswahl, sondern vielmehr die Menge, die Ihnen Probleme macht. Testen Sie kleine Portionen. Ein frisch und schonend zubereitetes Essen mit milder Würzung wird in der Regel gut vertragen. Seien Sie mutig! Speisen, die schon im Vorhinein Abneigung erzeugen, werden Sie schlechter vertragen, als Speisen, auf die Sie Appetit haben. Lassen Sie sich da nichts verbieten! Testen Sie es in kleiner Portion.

83 Warum soll ich nur Temperiertes zu mir nehmen?

Gekühlte oder sehr heiße Lebensmittel, Getränke und Speisen regen die Bewegung (Motilität) des Ersatzmagens und des Darmes an. Die Folgen können entweder Durchfall oder auch Erbrechen sein. Probieren Sie es langsam in kleiner Portion. Lassen Sie Eis langsam auf der Zunge zergehen.

84 Nach der Operation will ich mich gesund ernähren. Wie weiß ich, ob ich ausreichend Vitamine zu mir nehme?

Viele Betroffene wollen nach einer Tumorerkrankung alles richtig machen und möchten sich ganz besonders gesund ernähren. Sie essen nun besonders viel Gemüse und Obst, vielleicht sogar Rohkost. Sie tun sich damit jedoch keinen Gefallen.

Stellen Sie den Gesundheitsaspekt gerade am Anfang nicht in den Vordergrund. Rohes Obst, Gemüse, Salate, Vollkornprodukte in Form von Vollkornbrot, Müsli etc. gehören zu den schwer verdaulichen Lebensmitteln, die beim gesunden Verdauungstrakt eine schnelle Füllung und Sättigung geben, um eine Überernährung zu vermeiden. Bei Ihnen ist es jetzt anders. Mit kleiner Menge müssen Sie jetzt versuchen, ausreichend Nähr- und Wirkstoffe zu erhalten. Da dürfen auch sogenannte „ungesunde“ Lebensmittel wie z.B. Schokolade, Salzstangen, Nüsse oder Gebäck gegessen werden, um Ihren Energiebedarf zu decken. Auch wenn Ihr Gewicht noch ausreichend ist sollten Sie immer versuchen, Ihr Gewicht zu halten.

Kompott, Banane, gekochtes Gemüse und Gemüsesäfte, Gemüsecremesuppe aus frischem oder Tiefkühl-Gemüse, Joghurt oder Milchmixgetränke mit frischem oder Tiefkühl-Obst können hilfreich sein, um den Vitamin- und Mineralstoffbedarf zu decken. Im Lauf der Zeit können Sie immer mehr Lebensmittel und Speisen vertragen und so werden Sie eine ausgewogene Ernährung langfristig erreichen.

Milch und Milchprodukte liefern nicht nur hochwertiges Eiweiß, sondern auch Calcium, welches mit Vitamin D für die Knochen von Bedeutung ist. Deshalb ist der Verzehr von Milchprodukten so wichtig.

Ω-3-Fettsäuren, die für die Immunabwehr und das Herz-Kreislaufsystem von Bedeutung sind, finden sich in fettreichen Seefischen, also Lachs, Makrele und Hering, aber auch in Walnüssen und hochwertigen Ölen, wie Raps- und Leinöl. Wenn Sie Fisch mögen, essen Sie diesen ein- bis zweimal wöchentlich.

Kann ich auch wieder im Restaurant essen? 85

Bevorzugen Sie Restaurants, die selber frisch kochen. Besprechen Sie mit dem Koch oder der Servicekraft die Größe der Portion und die Zubereitung. Kleine nahrhafte Portionen sind günstiger. Meiden Sie Gaststätten, die Fertigprodukte verwenden. Kein „Fastfood“, besser „Slowfood“-Küche.

Ich bin früher so gerne in Urlaub gefahren. Worauf muss ich bei Auslandsreisen besonders achten? 86

Achten Sie bei Ihren Reisezielen auf die hygienischen Standards. Grundsätzlich sind Reisen in alle Länder möglich. Sie sollten aber den Verzehr von rohem Obst und Gemüse kritisch sehen, wenn die Hygiene nicht gesichert ist. Dies gilt auch für frisch gepresste Säfte (diese sind in der Regel immer ungeeignet), Salate, nicht abgepackte Milchprodukte, Speiseeis, Eiswürfel aus Leitungswasser etc. Durch eine Infektion oder durch eine Lebensmittelvergiftung kann durch eine daraus folgende Durchfallerkrankung zu viel Flüssigkeit verloren gehen. Das kann lebensbedrohlich werden.

Welche Nahrung ist geeignet? Was soll ich meiden? 87

Für Menschen ohne Magen gibt es keine erlaubten und verbotenen Lebensmittel. Alles ist erlaubt. Allerdings werden manche Speisen vielfach besser vertragen als andere. Was man selbst wie gut verträgt muss man ausprobieren. In einer Tabelle im Anhang auf der Seite 141 haben wir Ihnen Lebensmittel gegenübergestellt, die leicht verdaulich sind und anfangs bevorzugt gegessen werden sollten mit solchen, die Sie besser mit Vorsicht genießen. Testen Sie deren Verträglichkeit zunächst in kleinen Portionen aus. Mit der Zeit wird sich das Spektrum der vertragenen Lebensmittel erweitern. Die empfehlenswerten Lebensmittel gelten als Basis einer Leichten Vollkost.

88 Fruchtsäfte vertrage ich seit der Operation nicht mehr gut. Warum?

Fruchtsäfte enthalten unterschiedlich viel Säure. Diese regt die Darmtätigkeit an. Daher trinken viele Menschen zur Anregung der Stuhltätigkeit morgens ein Glas Fruchtsaft.

Sehr selten entwickelt man eine Unverträglichkeit von Fruchtzucker (Fruktoseintoleranz). Dies bedeutet aber nicht, dass man auf fruktosehaltige Lebensmittel wie z.B. Obst komplett verzichten, sondern nur dass dies berücksichtigt werden muss. Jeder Patient hat seine eigene Schwelle der Verträglichkeit von Fruchtzucker. Diese Schwelle muss individuell getestet werden. Wird sie überschritten, wird entsprechendes Unbehagen hervorgerufen. Fruchtsäfte daher mit stillem Wasser mischen, z.B. im Verhältnis 1:3 oder 1:4.

89 Seit der Operation habe ich eine Laktoseintoleranz. Wie kann ich mir Milch und Milchprodukte wieder verträglich machen?

Die Milchzuckerunverträglichkeit (Laktoseintoleranz) liegt an einer verloren gegangenen Verdauungskapazität im Dünndarm für die Spaltung von Milchzucker (Laktose). Das hierfür verantwortliche Enzym, die Laktase, wird in diesen Fällen von den Dünndarmzellen in zu geringer Menge produziert. Vom „Normalen" gibt es fließende Übergänge bis hin zur völligen Milchzuckerunverträglichkeit. Auch die Chemotherapie kann die Entwicklung einer solchen Laktoseintoleranz begünstigen. Nach dem Genuss von Milch und Milchprodukten kommt es dann zu Blähungen, Grummeln im Bauch, Übelkeit bis hin zum Durchfall.

Diese Patienten sollten den Genuss von herkömmlicher Milch, Joghurt, Pudding, Milchpulver, Speiseeis, Sahne und Sahneprodukten vermindern oder meiden. Quark, Schnitt- und Hartkäse werden gut vertragen, da sie wenig Milchzucker enthalten. Auch in Joghurt ist die Hälfte des Milchzuckers schon in Milchsäure verwandelt, wodurch die Verträglichkeit erhöht wird. Wenn bei Ihnen eine Laktoseunverträglichkeit vorliegt und Sie doch gerne einmal eine Milchspeise essen möchten, können Sie die fehlende Laktase zu der Mahlzeit in Kapselform zu sich nehmen (z.B. Lactrase®). Verschiedene Hersteller bieten dieses Enzym als Nahrungsergänzungsmittel an (gilt also formal nicht als Medikament!). Sie können es im Drogeriemarkt, Lebensmittelgeschäft (Diätbereich) oder auch in der Apotheke erwerben.

Auch gibt es mittlerweile Produkte, in denen der Milchzucker schon in seine einzelnen Bausteine gespalten ist, z.B. laktosefreie Milch, Joghurt, Sahne und Quark. Diese sind wohlschmeckend und verträglich. Sie können Sie genauso verwenden wie die herkömmlichen Milchprodukte. Der Markt ist mittlerweile sehr groß geworden und nicht alle diese Produkte sind sinnvoll, z.B. Butter und Schnittkäse sind auch in herkömmlicher Form laktosefrei.

Leider wird Milchzucker in vielen Fertigprodukten verarbeitet, z.B. Plätzchen, Soßen, Suppen, Kuchen. Eine Deklaration ist jedoch vorhanden, so dass Sie die Produkte vor dem Kauf überprüfen können. Gerade in industriell verarbeiteten Lebensmitteln finden Sie oft einen sehr hohen Laktosegehalt. Seien Sie vorsichtig in Gaststätten. Dort werden oft Fertigprodukte eingesetzt, die laktosehaltig sein können. Im Zweifelsfall nehmen Sie lieber ein Laktase-Enzym-Präparat ein.

Verzichten Sie nicht auf die herkömmliche Milch und auf Milchprodukte, wenn Sie sie nicht vertragen, sondern nehmen Sie die laktosefreien Produkte bzw. Laktase-Enzyme. Milch und Milchprodukte bilden die beste Calciumquelle in unserer Nahrung und sind damit nahezu unverzichtbar. Auch liefert diese Nahrungsmittelgruppe alle Nährstoffe sowie viele weitere Wirkstoffe und ist daher nur schwer ersetzbar.

Möglicherweise gewinnen Sie Ihre Laktosetoleranz wieder zurück. Diese Chance besteht bei einer „erworbenen“ Intoleranz. Das kann aber manchmal lange dauern, vielleicht sechs Monaten oder ein Jahr.

90 Von fettigen Speisen bekomme ich Durchfall. Soll ich jetzt fettarm essen?

Falls Sie Ihr ursprüngliches Gewicht wieder erreicht haben, dieses problemlos halten können und über einen guten Appetit verfügen, können Sie das tun.

In den meisten Fällen ist das leider jedoch nicht so, daher → Kapitel E, Verdauungsenzyme und Fettstühle.

91 Wann kann ich wieder alles essen?

Das Schwierigste nach einer Operation am oberen Magen-Darmtrakt ist die Umstellung der Ernährung. Neben den kleineren Portionen muss man sich an die häufigeren Essenszeiten gewöhnen und noch an die Flüssigkeitszufuhr denken. Dies bedeutet eine Umstellung von Lebensgewohnheiten, was uns allen schwerfällt. Zur Auswahl der Nahrungsmittel → Frage 87. Prinzipiell sollte man immer wieder alle Lebensmittel testen, jedoch zunächst nur in kleinen Mengen.

Oft ist das erste halbe Jahr besonders anstrengend. Danach gewöhnen Sie sich an die neuen Ernährungsregeln, aber auch Ihr Verdauungstrakt an die geänderte Situation und reagiert nicht mehr so sensibel. So nach und nach klappt das Essen immer besser und Sie entwickeln auch langsam wieder Hunger und Appetit.

92 Darf ich Alkohol trinken?

Die Alkoholverträglichkeit ist bei verschiedenen Menschen sehr verschieden. Durchschnittlich können Männer bis 20 g und Frauen bis 10 g Alkohol täglich verarbeiten, ohne dass eine langfristige Schädigung zu erwarten ist. Das entspricht ungefähr einem Glas Wein (0,2 l bzw. 0,1 l) oder einer Flasche Bier (0,5 l bzw. ein Glas 0,25 l). Das sind die derzeit empfohlenen Grenzwerte. Als Magenoperierte sollten Sie allerdings beachten, dass der Alkohol bei Ihnen durch die schnellere Passage schneller ins Blut kommt und damit seine Auswirkungen deutlich früher und stärker auftreten können. Berücksichtigen Sie das bitte vor allem, wenn Sie am Straßenverkehr teilnehmen.

Muss ich jetzt sehr viel Fett essen, damit ich wieder zunehme? 93

Fett ist der wichtigste Energielieferant in der Nahrung. Ein Gramm Fett liefert neun Kilocalorien. So haben z.B. 10 g Öl 90 Kcal. Da das Aufnahmevolumen nach einer Operation an der Speiseröhre oder am Magen begrenzt ist, sind Lebensmittel und Speisen mit hoher Nährstoffdichte, also Fett und Eiweiß, besonders wünschenswert. Wenn Sie Fette und fetthaltige Speisen vertragen und mögen, können Sie mit kleinen Portionen dem Körper mehr Kalorien anbieten. Denken Sie bitte bei der fettreichen Ernährung an die gegebenenfalls einzunehmenden Enzyme (→ Kapitel E, Verdauungsenzyme und Fettstühle).

Stimmt es, dass ich keinen Zucker mehr essen soll? 94

Zucker ist ein schneller und gut verträglicher Energielieferant, den man ausnutzen sollte. Falls Sie mit dem Dumpingsyndrom (→ Fragen 38 bis 40) Probleme oder einen Diabetes haben, sollten Sie die Zuckerzufuhr reduzieren.

G. Nahrungsergänzungen und künstliche Ernährung

95 Was kann ich mir unter einer künstlichen Ernährung vorstellen?

Unter künstlicher Ernährung versteht man eine enterale (z.B. über Nasensonde) oder parenterale (über Venen zugeführt, z.B. durch einen sogenannten Port) Ernährungstherapie, wenn über den normalen Nahrungsweg keine ausreichende Nahrungsaufnahme möglich ist.

96 Wann wird eine enterale Ernährung empfohlen?

Eine enterale Ernährung ist immer dann sinnvoll, wenn eine ausreichende Kalorienzufuhr über die Nahrungsaufnahme nicht gewährleistet ist. Die Verdauung und Nährstoffaufnahme des Darmes muss vorhanden sein, nur dann ist eine enterale Sondenernährung möglich. Für die Patienten stellt dies eine Erleichterung dar, da der tägliche Zwang entfällt, eine bestimmte Kalorienmenge aufzunehmen.

97 Was ist eine Trinknahrung bzw. Sondenkost?

Trinknahrungen sind, wie auch die Sondenkost, von der Industrie hergestellte Nährflüssigkeiten. Diese enthalten alle lebensnotwendigem Nahrungsbestandteile wie Zucker (Kohlenhydrate), Fette (Lipide) und Aminosäuren bzw. Eiweiße. Ebenso enthalten sind die täglich nötigen Elektrolyte (z.B. Kochsalz, Magnesium Kalium, Kalzium, Phosphat etc.), alle Vitamine, Spurenelemente (Selen, Zink etc.). Die Zusammensetzung der Nährstoffe für die Trinknahrung bzw. der Sondenkost richtet sich nach den Empfehlungen der Deutschen Gesellschaft für Ernährung (DGE).

Früher bestand eine Sondenkost aus einzelnen Aminosäuren, Zuckermolekülen und Fettsäuren und hießen Astronautenkost, weil sie für das bemannte Raumfahrtprogramm in den 1960er Jahren entwickelt wurden. Diese Astronautenkost schmeckte jedoch schrecklich, so dass man heute ganze Eiweiße und andere Fette verwendet. Der Geschmack hat sich deutlich verbessert, auch wenn es noch etwas künstlich wirkt. Bei den Trinknahrungen gibt es unterschiedliche Geschmacksrichtungen, der Kaloriengehalt liegt bei 1 kcal/ml bis zu 2 kcal/ml. Auf Grund der hohen Kaloriendichte darf die Trinknahrung nur schluckweise bzw. in kleinen Portionen über den Tag verteilt getrunken werden, da ansonsten Diarrhoe (Durchfall) auftreten kann.

Ist die normale Nahrungszufuhr deutlich eingeschränkt bzw. hat sich eine Mangelernährung entwickelt, kann Ihnen der Haus- oder Facharzt die Trinknahrung verordnen. Es gibt ein riesiges Angebot. In der Apotheke oder auch über die Hersteller (Fresenius, Pfrimmer etc.) werden Sie beraten. Testen Sie verschiedene Sorten und Geschmacksrichtungen.

Besteht eine ausgeprägte Fettverdauungsstörung, muss eine fettreduzierte Trinknahrung ausgewählt werden.

Wann benötigt man eine Sondenkost? 98

Die Sondenkost wird über einen sehr dünnen, weichen Schlauch (circa Kugelschreiberminendicke) verabreicht. Diese Sonde kann über die Nase oder durch die Bauchdecke einfach in den Magen-Darm-Trakt gelegt werden. Sie dient der Überbrückung in der Zeit, in der man nicht gut essen kann bzw. appetitlos ist. Man kann damit ausreichend Flüssigkeit und Nährstoffe zuführen. Die Patienten können trotz allem zusätzlich essen oder trinken, haben aber nicht mehr den Druck, immer ausreichend essen zu müssen. Die Sondennahrung wird mit Hilfe einer kleinen Pumpe langsam und kontinuierlich dem Darm zugeführt. Zusätzlich hat man die Möglichkeit, über die Sonde auch Medikamente zu verabreichen. Oft hat eine vorübergehende Sondenernährung sehr positive Auswirkungen. Die Patienten kommen zu Kräften, werden mobiler und so nach und nach klappt es immer besser mit dem Essen.

Manchmal wird eine Sonde durch die Haut direkt in den Dünndarm gelegt (PEJ = perkutane endoskopische Jejunostomie), über die die Nahrung zugeführt wird.

99 Wo kann ich zum Thema Sondenkost Hilfe bekommen?

Fragen Sie bitte dazu Ihren behandelnden Onkologen, Gastroenterologen oder Hausarzt. In einigen Städten gibt es mittlerweile auch Ernährungsambulanzen, die Sie beraten können. Auch die Pharmazeutische Industrie, die Sondenkost herstellt, ambulante Pflegedienste oder Krankenkassen bieten Beratungen an.

100 Wann sollte mit einer parenteralen Ernährung begonnen werden?

Parenterale Ernährung (über die Venen) ist erforderlich, wenn der Mensch nicht mehr ausreichend essen kann und/oder der Magen-Darmtrakt nicht in der Lage ist, eine orale oder enterale Ernährung ausreichend zu verdauen und zu resorbieren. Damit wird gelegentlich bei Therapien, z.B. Chemotherapie, und bei mangelernährten Patienten eine zusätzliche Versorgung mit Nährstoffen gewährleistet.

Prinzipiell gilt: Erst die orale Nahrung, ergänzend Trinknahrung, dann enterale Ernährung, dann parenterale Ernährung. Selbst wenn man parenteral ernährt wird macht es dennoch Sinn, den eigenen Darmtrakt mit Essen zu versorgen, damit die Schleimhaut nicht abnimmt (atrophiert). Dies erleichtert später die Rückkehr zur normalen Ernährung.

101 Wie lange kann man parenteral ernährt werden?

Es gibt Menschen, die müssen lebenslänglich komplett oder teilweise parenteral ernährt werden.

Es gibt keine zeitliche Obergrenze. Da die Patienten möglichst zusätzlich essen sollen, wird vorwiegend über die Nacht parenteral ernährt, damit die Patienten über den Tag noch ein Hungergefühl entwickeln können und auch nicht an die Pumpe „angebunden" sind. Mit zunehmender oraler Kalorienzufuhr kann die parenterale Ernährung verringert werden, z.B. auf jeden zweiten Tag oder zwei- bis dreimal pro Woche.

Werden die Kosten der enteralen und parenteralen Ernährung von der Krankenkasse übernommen? 102

Sowohl bei enteraler als auch parenteraler Ernährungstherapie werden die Kosten von der Krankenkasse übernommen, wenn diese vom behandelnden Arzt verordnet wird und eine entsprechende Diagnose vorliegt. In der Regel werden diese Ernährungsformen im Krankenhaus begonnen und ambulant zu Hause fortgesetzt.

Wann sind Nahrungsergänzungen erforderlich? 103

Ist eine ausgewogene gesunde Ernährung über einen Zeitraum von Wochen nicht mehr möglich, sollte zunächst über eine zusätzliche Versorgung nachgedacht werden. Nahrungsergänzungsmittel sind in der Medizin sehr umstritten. In Deutschland sind in den letzten 40 Jahren keine schwerwiegenden Vitaminmangelerscheinungen aufgetreten. Trotz allem werden solche Vitaminpräparate und Mischungen mit Spurenelementen, Antioxidantien etc. von der Industrie beworben. Ein nachweislicher Nutzen ist nicht belegt, vielmehr gibt es Untersuchungen zu Vitamin-A-Vorstufen bei Rauchern. Diese Studien wurden nach 2,5 Jahren abgebrochen, da die Zahl der an Krebs erkrankten Versuchsteilnehmer, die β-Carotin und Retinol (Pro-Vitamin A und Vitamin A) erhalten haben, deutlich höher war als die derjenigen, die ein Plazebo (wirkstoffloses Präparat) bekommen haben.

Dennoch kann es vorübergehend erforderlich sein, bestimmte Wirkstoffe zu ergänzen. Besprechen Sie dies immer mit Ihrem Hausarzt oder Facharzt.

H. Symptomlindernde Therapie gegen Folgeerscheinungen nach Operation

104 Nach dem Essen habe ich ein Brennen in der Speiseröhre. Weshalb?

Nach einer Resektion (Entfernung) der Speiseröhre und Hochzug eines sogenannten Schlauchmagens ist die Säureproduktion nur noch gering vorhanden. Nach einer kompletten Magenentfernung (Gastrektomie) kann überhaupt keine Magensäure mehr gebildet werden. Dafür können Gallesäuren und auch Bauchspeicheldrüsensäfte in die Speiseröhre zurückfließen. Diese Verdauungssäfte wirken auf die Schleimhaut sehr aggressiv und können dort Entzündungen hervorrufen, welche sehr schmerzhaft sein können.

105 Ich leide unter dem Rückfluss von Verdauungssäften (Reflux). Leide ich unter Sodbrennen?

Der Begriff „Sodbrennen" lässt einen an sauren Reflux denken, nach vollständiger Resektion gibt es aber keine Magensäure mehr. Diese zurückfließenden Sekrete bedürfen einer anderen Behandlung als das eigentliche Sodbrennen, das saure Aufstoßen. Wie bei Frage 106 beschrieben handelt es sich nicht um ein Problem der Magensäure, sondern um einen bitteren Rückfluss, den sogenannten galligen, alkalischen Reflux.

106 Insbesondere nachts kommt mir galliges, bitteres Sekret in die Speiseröhre, sogar in den Rachenraum. Wie kann ich mir helfen?

Essen Sie viele kleine Mahlzeiten, möglichst alle zwei bis drei Stunden. Kauen Sie sehr gründlich, bis zu 20-mal vor dem Schlucken. Essen Sie gegebenenfalls passierte Kost, falls die Beschwerden extrem sind. Legen Sie sich nach der Nahrungsaufnahme nicht sofort flach hin, sondern warten Sie mindestens 20 Minuten! Essen Sie auch eine Spätmahlzeit vor dem Schlafengehen, da diese einen Rückfluss mindert. Die Flüssigkeitszufuhr sollte zwischen den

Mahlzeiten erfolgen, danach die lokal wirksamen Medikamente wie z.B. Sucralfat einnehmen.

Meiden Sie kohlensäurehaltige Getränke wie z.B. Mineralwasser, Limonaden, Bier, Sekt etc.

Schlafen Sie mit erhöhtem Oberkörper. Manchen hilft allein die Hochlagerung des Oberkörpers im Bett. Hierbei ist zu beachten, dass man nicht nur das Kopfteil des Bettes anwinkelt, sonst knickt man nur am Hals ein. Vielmehr sollte das Bett möglichst eine lange schiefe Ebene haben. Entweder das ganze Bett anschrägen oder am Kopfende einen Keil unter die Matratze legen.

Welche Medikamente können zur Behandlung vom Rückfluss/ Reflux von Verdauungssäften sinnvoll sein? 107

Es gibt eine Reihe von Medikamenten, die helfen. Diese sind:

- Sucralfat, ein Schutzfilm, der sich auf die Entzündung legt,
- MCP, ein Prokinetikum, ein Vorwärtstreiber, damit die Sekrete nicht zurück-, sondern abfließen,
- Colestyramin (um Gallensäuren zu binden),
- Ziverel® (ein neues Medikament, das einen Schutzfilm auf die Speiseröhre legen soll).

Um ein schweres komplexes Reflux-Problem gut zu lösen bietet sich idealerweise ein Rehabilitations-Verfahren an. Zu empfehlen sind Kliniken mit der entsprechenden Fachkunde. Während des Aufenthaltes in einer Rehabilitationseinrichtung können mit dem Betroffenen sowohl medikamentöse, wie auch diätetische Maßnahmen durchgeführt werden.

Nach dem Essen kommen die Speisen oft unverdaut zurück. Ich kann insbesondere Fleisch sehr schlecht schlucken. Das Essen will nicht rutschen. Was tun? 108

Schluckstörungen werden medizinisch als Dysphagie bezeichnet. Eine mögliche Ursache ist eine Verengung der Anastomose, die Stelle an der die beiden Enden nach der Resektion wieder verbunden wurden. Kurz nach der Operation kann hier eine Schwellung vorliegen. Im weiteren Verlauf kann es dort aber auch zu einer narbigen Verengung kommen. Diese muss dann endoskopisch geweitet werden.

Wichtig ist gutes Kauen und langsames Essen. Man benötigt in der Regel für die kleine Portion beim Essen genauso lange wie früher bei den normalen Essensmengen. Insbesondere faseriges Fleisch, das nicht ausreichend lange gekaut und somit „eingeschleimt“ wurde, bleibt in der Anastomose hängen. Manchmal hilft ein kleiner Schluck Flüssigkeit oder etwas Soße.

Bestehen Schluckstörungen über einen längeren Zeitraum, sollte unbedingt der Arzt aufgesucht werden. Weiteres → Frage 48.

I. Schmerzen nach der Operation

Gelegentlich kommt es zu krampfartigen Bauchschmerzen. Diese kommen plötzlich. Dabei entstehen erhebliche Luftansammlungen im Bereich des Bauches. 109

Grundsätzlich ist auf eine ausgewogene Ernährung zu achten. Dabei sollten blähende Speisen unbedingt vermieden werden. Kohlensäurehaltige Flüssigkeiten sind zu meiden. Ebenso sollte die Nahrung gut gekaut werden. Extrem faserhaltige Nahrungsmittel sollten gemieden werden. Ursache für solche massiven Blähungen (Meteorismus) ist des Weiteren das Schlucken von Luft. Auch Verwachsungen können zu solchen Beschwerden führen.

Treten diese Beschwerden häufiger auf, besprechen Sie die nötigen Konsequenzen mit Ihrem behandelnden Arzt. Er kann die entsprechenden diagnostischen Verfahren veranlassen und die Ursache für die Beschwerden suchen.

Was kann ich selbst bei kolikartigen Bauchbeschwerden tun? 110

Sind die Bauchschmerzen in einem frühen Stadium, kann ein Entspannungsverfahren wie das Autogene Training oder Muskelrelaxation nach Jacobson auch die inneren Organe mit entspannen.

Zusätzlich können entblähende Getränke wie z.B. Fenchel-Anis-Kümmel-Tee hilfreich sein. Ebenso kann eine leichte Wärme, wie eine Wärmflasche (nicht heißer als 40 °C), zur Entspannung führen. Als Alternative steht auch ein warmes Wannenbad zur Verfügung.

Gibt es medikamentöse Möglichkeiten, heftige Bauchschmerzen zu lindern? 111

Es gibt entblähende Substanzen, wie z.B. Lefax® oder Sab-simplex®-Tropfen. Diese helfen, die im Bauch befindliche Luft zu reduzieren.

Bei heftigen, kolikartigen Schmerzen ist eine weitere Möglichkeit, Metamizol-Tropfen (z.B. Novalgin®, Novaminsulfon®) einzunehmen.

Werden die Schmerzen darunter nicht besser oder kommen Übelkeit und Erbrechen hinzu, ist unverzüglich ein Arzt aufzusuchen.

112 Was kann man gegen Schmerzen im Bereich der Narbe tun?

In den ersten drei bis vier Wochen besteht zunächst ein Wundschmerz. Bei einer Rötung und Überwärmung im Bereich der Narbe sollten Sie unverzüglich Ihren Arzt, am besten den behandelnden Chirurgen aufsuchen.

113 Im Bereich der Narbe besteht ein taubes Gefühl, ist das Besorgnis erregend?

Bei jedem Bauchschnitt werden auch Nerven durchtrennt. Somit kommt es rund um die Narbe zu einem Taubheitsgefühl. Mit zunehmendem Heilungsprozess kann die Narbe kribbeln oder ein Juckreiz entstehen. Beides ist nicht Besorgnis erregend. Nach drei bis sechs Monaten verschwinden die Symptome wieder.

114 Wie lange muss ich meine Bauchnarbe schonen?

In den ersten vier Wochen nach der Operation sollten möglichst keine Lasten oder Gewichte von mehr als drei bis fünf Kilogramm gehoben werden. In den nächsten vier Wochen können bis sieben Kilogramm an Gewicht gehoben werden, in den weiteren vier Wochen bis maximal zehn Kilogramm. Nach drei Monaten ist die Bauchnarbe in der Regel wieder voll belastbar.

115 Wie kann ich einen Narbenbruch verhindern?

Nach einer Bauchoperation braucht es einige Zeit, bis die Operationsnarbe ihre endgültige Festigkeit erreicht hat. In dieser Zeit sollte möglichst wenig Druck auf die Narbe ausgeübt werden, um einen Narbenbruch (Hernie) zu verhindern. Beim Husten, Niesen oder durch Pressen beim Stuhlgang entsteht ebenso Druck wie beim Heben von Lasten. Daher wird empfohlen, in den ersten drei Monaten nach der Operation keine schweren Lasten zu heben (→ Frage 114). Beim Husten, Niesen oder Pressen beim Stuhlgang soll die Hand auf die Operationsnarbe gelegt werden, um sie zu entlasten und die Gefahr eines Narbenbruchs zu verringern.

J. Spätfolgen einer Magenoperation, Mangelerscheinungen?

116 Nach der gesamten Therapie bestehen Müdigkeit, Abgeschlagenheit und Leistungsminderung. Woran liegt das?

Grundsätzlich sind Operationen an der Speiseröhre, an Magen und Bauchspeicheldrüse große Operationen. Selbst wenn diese teilweise mittels Bauchspiegelung (laparoskopisch) erfolgen, besteht durch die Operation im Bereich des Bauches und Brustkorbes eine große Wundfläche. Jede Wundfläche ist als eine innere Entzündung anzusehen, welche den ganzen Körper Energie und Kraft kostet. Diese Phase der Reparation der Wundflächen und Narben dauert drei bis sechs Monate an.

Kommt zu der Operation vorab oder danach eine Chemo- bzw. Strahlentherapie, vergrößert sich die Wundfläche und verlängert somit die Erholungszeit (Rekonvaleszenzzeit) erheblich.

Eine weitere Ursache kann eine Blutarmut sein. Ebenso können akute Infektionen Müdigkeit und Abgeschlagenheit hervorrufen.

Um diese Faktoren abzuklären, sollten Laboruntersuchungen durchgeführt werden.

Bestehen die Müdigkeit, Abgeschlagenheit und Leistungsminderung länger als zwölf Monate, sollte ein Fatigue-Syndrom ausgeschlossen werden.

Grundsätzlich hilft ein ausgewogenes, an der jetzigen Leistungsfähigkeit des Patienten ausgerichtetes Sport- und Bewegungsprogramm. Dieses kann der Patient im Anschluss an die Primärtherapie z.B. in einer Rehabilitationseinrichtung erlernen.

117 Was sind Spurenelemente und Vitamine?

Spurenelemente werden für den Zellstoffwechsel benötigt. Die bekanntesten sind Zink, Selen, Eisen, Mangan, Molybdän und Chrom.

Der Tagesbedarf ist leicht mit wenigen Lebensmitteln, wie z.B. Nüssen, Sesam, Milchprodukten, Obst, Gemüse, Fisch und Fleischprodukten zu decken. Das Gleiche gilt für die Versorgung mit Vitaminen. Daher ist auf eine ausgewogene Kost zu achten.

Eine zusätzliche Zufuhr von Antioxidantien und Vitaminen ist in der Fachliteratur umstritten. Bei Rauchern haben sie das Auftreten von Krebserkrankungen z.B. begünstigt (→ Frage 103).

Wann muss Vitamin B_{12} zugeführt werden? 118

Grundsätzlich kann es bei Betroffenen, die bei ihrer Operation den Magen ganz oder teilweise verloren haben, zu einem Vitamin-B_{12}-Mangel kommen, weil der im Magen gebildete Intrinsic Factor fehlt oder nur unzureichend gebildet wird. Er ist nötig, damit der Körper das Vitamin B_{12} aus der Nahrung im Dünndarm aufnehmen kann. Der Tagesbedarf an Vitamin B_{12} bei erwachsenen Menschen liegt bei circa 3 µg. Somit benötigt jeder Mensch circa 1.100 µg Vitamin B_{12} pro Jahr. Vitamin B_{12} kann ohne den Intrinsischen Faktor auch über Diffusion aufgenommen werden. Dafür müssten täglich 2-3 mg Vitamin B_{12} in Tablettenform eingenommen werden. Alternativ und die bessere Variante ist die Gabe von Vitamin B_{12} mittels einer Spritze. Dazu stehen entweder Cyanocobalamin oder Hydroxycobalamin zur Verfügung. Bei Cyanocobalamin benötigt man viermal jährlich eine Ampulle (Spritze) in einer Dosierung von 1.000 µg, bei Hydroxycobalamin sind das nur zweimal 1.000 µg jährlich.

Zusätzliche Vitamin-B_{12}-Gaben sollten nur bei einem nachgewiesenen Mangel erfolgen.

Wird nur ein Teil des Magens entfernt, könnte der Vitamin-B_{12}-Spiegel und somit die Menge des zu substituierenden Vitamin B_{12} bestimmt werden. Dabei gilt zu berücksichtigen, dass es in der Leber einen Vitaminspeicher gibt, der für mehrere Monate oder gar Jahre ausreicht. Die Folgen eines Vitamin-B_{12}-Mangels sind schwerwiegend, es drohen bleibende Nervenschädigungen.

Wie muss Vitamin B_{12} verabreicht werden? 119

Nach Magenresektion (Magenentfernung) bzw. fehlendem Ende des Dünndarmes kann Vitamin B_{12} mittels Spritze zugeführt werden. Vitamin-B_{12}-Spritzen gibt es für intramuskuläre Verabreichungen (also in den Muskel), oft mit anderen Substanzen kombiniert, oder für die subkutane Anwendung (unter die Haut). Je nach Dosierung kann man vierwöchige, sechswöchige oder dreimonatige Intervalle wählen. Eine Überwachung auf Vitamin-B_{12}-Mangel durch regelmäßige Spiegelbestimmung erscheint sinnvoll.

120 Benötigt man weitere Vitamine?

Grundsätzlich ist auf eine ausgewogene Ernährung zu achten. Bei der Gefahr einer Osteoporose (Knochenschwund) sollte Vitamin D substituiert werden. Hierfür kann zunächst der Vitamin-D-Spiegel im Blut bestimmt werden.

121 Wann benötigt man Zusatznahrung oder Nahrungsergänzungsmittel?

Bei fehlender, ausreichender, ausgewogener Ernährung bzw. Fehlen von ausreichender Kalorienzufuhr kann eine sogenannte Zusatznahrung (Trinknahrung) verordnet werden. Diese beinhaltet alle Vitamine und Spurenelemente, die der Mensch täglich benötigt.

Nahrungsergänzungsmittel im Sinne von Enzympräparaten, Aminosäurepräparaten, Vitaminen und Spurenelementen erscheinen nicht sinnvoll. Vielmehr gibt es Studien, die auf einen schädlichen Effekt bezüglich der Krebserkrankung hinweisen (→ Frage 103).

122 Der Eisenwert im Blut ist erniedrigt. Ich habe eine Blutarmut. Woher kommt das?

Mit Blutarmut bezeichnet man einen Mangel an rotem Blutfarbstoff und an roten Blutkörperchen. Die Ursache ist häufig ein Eisenmangel. Am einfachsten erkennt man dies an Färbemarkern im Blutbild, einem erniedrigten Eisen- und Ferritinwert im Blut. Eine Blutarmut kann verschiedene Ursachen haben:

- die Tumorerkrankung führte über längere Zeit zu einer Blutung und dadurch zu einem Eisenverlust,
- bei der Operation kam es zu einem größeren Blutverlust,
- es wird zu wenig Eisen im Magen-Darm-Trakt aufgenommen,
- es wird Eisen über den Magen-Darm-Trakt oder bei der Menstruation verloren oder

- es besteht eine chronische Entzündung, die die Aufnahme von Eisen aus dem Darm verhindert.

Eine Entzündung muss daher zunächst ausgeschlossen werden. Zum anderen kann man durch einen Stuhltest den Verlust von Eisen über den Magen-Darm-Trakt untersuchen. Danach kann entschieden werden, ob man Eisen zuführen muss, entweder mittels einer eisenreichen Diät, mit Tabletten oder über Kurzinfusionen in die Vene. In jedem Fall wird es längere Zeit dauern, bis die Eisenspeicher wieder aufgefüllt sind.

Was ist ein Folsäuremangel und wodurch entsteht er? 123

Die Symptome eines Folsäuremangels sind recht allgemein, wie Konzentrationsschwäche, depressive Verstimmungen, Reizbarkeit, Übelkeit, Gewichtsverlust oder Entzündungen der Zunge. Ursache ist die mangelhafte Zufuhr von Folsäure. Vollkornprodukte, Gemüse und Hülsenfrüchte haben eine hohe Dosierung von Folsäure. Man kann Folsäure im Blut bestimmen. Als Langzeitmarker gilt die Größe der roten Blutkörperchen. Eine weitere Ursache für einen Folsäuremangel ist das Fehlen von Vitamin B_{12}.

Kommt es zu Störungen des Knochenstoffwechsels und zu Osteoporose? 124

Nach einer Entfernung des Magens kann es zu einer Störung des Knochenstoffwechsels und zu Osteoporose (Knochenschwund) kommen. Ursachen sind zum einen der Gewichtsverlust und damit die Belastung der Knochen, zum anderen die verminderte Resorption des fettlöslichen Vitamin D. Dies zeigt sich in einer verminderten Konzentration von Vitamin D im Blut. Wichtig ist es daher, auf den sogenannten Fettstuhl (Steatorrhoe) zu achten. Eine Vermeidung von Steatorrhoe und ausreichend Sport und Bewegung sowie gegebenenfalls die Einnahme von Vitamin D verhindern die Osteoporose.

K. Sport und Bewegung

125 Seit meiner Operation fröstele und friere ich oft. Was kann ich tun?

Dafür kann es mehrere Ursachen geben. Zum einen kann es durch die Operation zu einem Gewichtsverlust gekommen sein. Dadurch sinkt der Blutdruck. Gegebenenfalls müssen bei Patienten mit Bluthochdruck die blutdrucksenkenden Medikamente reduziert werden. Zum anderen führt der Gewichtsverlust zu einer Abnahme der Fettschicht und der Muskelmasse. Dadurch sinkt der Grundumsatz, d.h. dass die körpereigene Wärmeproduktion reduziert ist.

Weitere Ursachen können eine gewisse Blutarmut (Anämie) oder eine bestehende Entzündungsreaktion sein.

Neben einer ausgewogenen kalorischen Ernährung sollte mit leichtem Ausdauersport begonnen werden. Dadurch können Muskelmasse aufgebaut und der Grundumsatz gesteigert werden.

Zur Abklärung einer Blutarmut und einer möglichen Entzündung muss eine Laboruntersuchung erfolgen. Diese kann der Hausarzt durchführen.

126 Darf ich Sport treiben?

Moderater Ausdauersport ist grundsätzlich zu empfehlen. Darunter versteht man alle Herz-Kreislauf-fördernden Sportarten wie Walken, Wandern, Fahrrad fahren, Schwimmen, Wassergymnastik, Ballsportarten. Dabei kommt es nicht auf die Schnelligkeit bzw. Geschwindigkeit an, sondern vielmehr auf die Dauer der Übungen. Man kann seine Leistungsgrenze z.B. im Rahmen einer Rehabilitationsmaßnahme testen. Wichtig ist, dass möglichst zwei- bis dreimal pro Woche eine Trainingseinheit erfolgt.

Wenn ich sehr aktiv bin und viel Sport mache, wie kann ich Gewicht zunehmen? 127

Man muss bei der körperlichen Aktivität darauf achten, auch ausreichend Kalorien zu sich zu nehmen. Ist die Energiebilanz negativ, nimmt man weiter an Gewicht ab. Zudem sollte man daran denken, dass der Sport zu einer Zunahme der Muskelmasse führt. Dies erhöht den Grundumsatz und somit den täglichen Kalorienbedarf. Grundsätzlich ist auf eine hochkalorische Ernährung zu achten, wenn man trotz viel Bewegung Gewicht zunehmen möchte.

Welche physiotherapeutischen Maßnahmen sind besonders sinnvoll? 128

Die Kombination aus Ausdauersport und Muskelaufbau ist sehr sinnvoll. Darunter versteht man Ausdauersportarten wie Walken, Fahrrad fahren, Schwimmen, Wandern, Joggen, Wassergymnastik etc. auf der einen Seite, wie auch das Muskelaufbautraining in Form von gerätegestützter Krankengymnastik andererseits. Bestehen besondere muskuläre Defizite, ist eine spezifische Krankengymnastik erforderlich.

Welche Sportarten sollten nach einem Rehabilitationsaufenthalt fortgesetzt werden? 129

Alle Sportarten, die dem Patienten Spaß machen, zwei- bis dreimal pro Woche. Am sinnvollsten ist eine Kombination aus Ausdauersport und Muskelaufbautraining.

L. Medizinische Untersuchungen und Impfungen

130 Welche Nachsorgeuntersuchungen sollen erfolgen?

Grundsätzlich soll nach einer Operation am oberen Magen-Darm-Trakt eine symptomorientierte Nachsorge erfolgen. Dies bedeutet, dass die Fragen nach Verdauungsbeschwerden im Vordergrund stehen. Die körperliche Untersuchung sollte zunächst alle drei Monate erfolgen, zusätzlich Laboruntersuchungen. Auch ist der Gewichtsverlauf zu dokumentieren. Es kann insbesondere bei gewünschter aber nicht erfolgter Gewichtszunahme Sinn machen, als Grundlage für Gespräche mit Ernährungsberatern die täglich verzehrte Kalorienmenge aufzuschreiben.

Bei speziellen Tumorerkrankungen können, je nach Befinden des Patienten, zusätzlich Ultraschalluntersuchungen, Endoskopien oder eine Computertomographie erforderlich sein.

131 Wie häufig sollen Nachuntersuchungen stattfinden?

Grundsätzlich gibt es bei Tumorerkrankungen und auch bei chronischen Erkrankungen Leitlinien, in denen die Häufigkeit und die Art der Untersuchungen beschrieben sind (→ www.awmf.de).

132 Ist die Untersuchung von Tumormarkern sinnvoll?

Bei den meisten Erkrankungen des oberen Gastrointestinaltraktes (Magen-Darm-Trakt) ist die Bestimmung von Tumormarkern nicht sinnvoll. In der Nachsorge werden sie ebenfalls nicht benötigt. Die Leitlinien empfehlen die Bestimmung von Tumormarkern nicht. Ausnahme sind bösartige Erkrankungen an der Bauchspeicheldrüse. Tumormarker zu bestimmen kann im Einzelfall sinnvoll sein, aber nur, wenn sie vor der Operation erhöht waren.

Welche anderen Laborwerte sind sinnvoll? 133

Dies hängt von der Art der Erkrankung und den Symptomen des Betroffenen ab. Danach richten sich die Art und der Umfang der weiteren Diagnostik und der dazu benötigten Laborwerte. Was in regelmäßigen Abständen untersucht werden soll, ist in den Leitlinien zur jeweiligen Erkrankung beschrieben.

Ich habe gehört, mit einem PET-CT kann man alle Metastasen nachweisen. Wie ist das einzuordnen? 134

Mit einer sogenannten PET-Untersuchung (Positronen-Emissions-Tomographie) werden Zonen im Körper gescannt, die einem hochaktiven Glukosestoffwechsel unterliegen. Das können (müssen aber nicht) Bereiche sein, in denen Tumorzellen sehr aktiv sind. Dieses Bild wird auf ein normales CT (Computertomographie – Schichtröntgen) gelegt, so dass man verdächtige Bereiche relativ genau einordnen und lokalisieren kann. Aber Vorsicht: Es gibt eben auch bei aller ausgefeilter Technik die Gefahr der Fehl- oder Überinterpretationen, was wiederum zu einer unnötigen Verunsicherung und falschen Entscheidungen führen kann.

Wie weiß man, ob man eine gute oder schlechte Überlebenschance hat? 135

Es gibt Ärzte, die mit den Patienten die genauen Prozentzahlen der Überlebensstatistik besprechen, insbesondere wenn es um Therapieentscheidungen geht. Dazu gibt es heute gute Datenbanken. Auf der einen Seite sind Überlebenschancen aber (nur) Statistik. Jeder Mensch sollte als Einzelschicksal gesehen werden. Auf der anderen Seite liegt den Zahlen bezüglich der eigenen Chancen meist die Tumorformel zugrunde (➔ Frage 25), in die die Größe, der Lymphknotenbefall, die Metastasen und vieles mehr eingehen. Je mehr Faktoren einfließen, umso komplizierter sind die Formeln. Trotzdem wird es immer nur eine statistische Zahl bleiben, von der das Einzelschicksal abweichen kann.

136 Man hat die Milz entfernt. Jetzt stehen Impfungen an. Welche Impfungen sind sinnvoll?

Die Milz hat Aufgaben in der Immunabwehr, speziell gegen Erreger wie Meningokokken, Pneumokokken und Haemophilus. Das sind bakterielle Erreger, die Lungenentzündungen, aber auch andere Erkrankungen auslösen können.

Um die Patienten davor zu schützen sind Impfungen gegen diese Erreger notwendig. Entweder impft man schon vor der Operation oder vier bis sechs Wochen danach. Manche Impfungen müssen nach fünf Jahren wieder aufgefrischt werden.

Im Herbst sollten auch die jährlichen Grippeschutzimpfungen durchgeführt werden. Grundsätzlich benötigen Kinder und Menschen älter als 60 Jahre nach Empfehlungen des Robert-Koch-Institutes einen erhöhten Impfschutz.

M. Erhöhte Blutzuckerwerte nach Operation am Pankreas

Seit der Pankreasoperation habe ich hohe Blutzuckerwerte. Welchen Typ Diabetes habe ich? 137

Das lebenswichtige Hormon Insulin wird in der Bauchspeicheldrüse gebildet und von ihr ins Blut abgegeben. Wurde die Bauchspeicheldrüse ganz oder teilweise entfernt, reicht die Insulinmenge möglicherweise nicht mehr aus, um den Blutzucker im Normbereich zu halten. Das gilt vor allem, wenn der Pankreasschwanz entfernt wurde, in dem sich viele insulinbildende Zellen befinden. Diese Form der Zuckerkrankheit wird als Typ-3c-Diabetes oder auch als pankreopriver Diabetes bezeichnet. Er muss, ebenso wie der Typ-1-Diabetes, mit Insulin behandelt werden. Betroffenen wird dringend empfohlen, an einer umfassenden Diabetes-Schulung teilzunehmen, um die Selbstbehandlung dieser Krankheit zu erlernen. Dazu gehören zum Beispiel die Blutzucker-Selbstmessung, die Abstimmung der Insulinmenge auf die gegessene Menge an Kohlenhydraten, der Umgang mit Unterzuckerungen (Hypoglykämien) und vieles mehr.

Welche Besonderheiten gibt es für die Behandlung des Typ-3-Diabetes? 138

Die Bauchspeicheldrüse stellt, neben Verdauungsenzymen und Insulin, auch das Hormon Glukagon her. Es ist der Gegenspieler des Insulins. Glukagon wird von der Bauchspeicheldrüse ins Blut abgegeben. Es setzt den in Form von Glykogen vor allem in der Leber gespeicherten Zucker frei, wodurch der Blutzuckerspiegel ansteigt. Wenn die Bauchspeicheldrüse ganz oder teilweise entfernt wurde, fehlt nicht nur Insulin, sondern auch Glukagon.

Kommt es dann zu einer Unterzuckerung (Hypoglykämie), was bei einer Insulintherapie kaum zu vermeiden ist, kann der Körper nicht mit einer Gegenregulation reagieren indem das Glykogen aus der Leber freigesetzt wird, weil das dafür nötige Glukagon fehlt. Die Unterzuckerung hält länger an als bei einem Typ-1-Diabetes, bei dem die Gegensteuerung mit Glukagon vorhanden ist. Bei Menschen mit einem Typ-3-Diabetes wird man deshalb versuchen, auf der sicheren Seite zu bleiben und den Blutzucker-Zielwert eher etwas höher festlegen als bei anderen Diabetestypen.

Unterzuckerungen (Hypoglykämien) sind vor allem im Straßenverkehr gefährlich. Man gefährdet damit nicht nur sich selbst, sondern auch andere. Bevor man sich als Mensch mit einem Diabetes Typ 3 ans Steuer eines Kraftfahrzeugs setzt, sollte man den Blutzucker messen und etwas Kohlenhydrate essen, um nicht schon im Unterzucker zu starten. Bei längeren Fahrten sollte der Blutzucker auch zwischendurch gemessen werden. Schnell wirksame Kohlenhydrate sollen immer griffbereit dabei sein. Bei Anzeichen für eine Hypoglykämie nehmen Sie bitte schnell aufnehmbare Kohlenhydrate zu sich, zum Beispiel Traubenzucker, Fruchtsaft oder Limo, und messen anschließend den Blutzucker.

139 Wie kann man ermitteln, wieviel Insulin die Bauchspeicheldrüse noch produziert?

Ob noch eine ausreichende Menge an Insulin gebildet wird kann man messen indem man das C-Peptid bestimmt. Es entsteht bei der Bildung von Insulin. Aus seiner Menge kann man schließen, ob die Insulinproduktion ausreicht. Hat man hohe Blutzuckerwerte trotz ausreichender Insulinproduktion, so liegt wohl ein Diabetes mellitus Typ 2 vor. Man kann C-Peptid nüchtern, aber auch nach einem Frühstück messen. Damit erhält man Informationen nicht nur zur Basalrate der Insulineigenproduktion, sondern auch zu der Anpassungsreserve, ob die Bauchspeicheldrüse noch auf das Nahrungsangebot zu reagieren vermag.

140 Ändert sich durch die Bauchspeicheldrüsenoperation eher die basale Insulinrate oder die Anpassungsreserve?

Der Mensch braucht ständig Insulin, auch wenn er nichts isst. Diesen Insulinbedarf nennt man Basalrate. Bei Menschen mit Diabetes wird dieser grundlegende Insulinbedarf in der Regel mittels eines lang wirkenden Insulins einmal oder zweimal täglich gespritzt.

Werden Kohlenhydrate gegessen, zum Beispiel Brot, Kartoffeln, Nudeln, Obst, Süßwaren oder Ähnliches, benötigt man Insulin, um den dadurch erhöhten Blutzucker zu verstoffwechseln. Diesen

Insulinbedarf deckt man mit kurzwirksamem Insulin, das in der Regel vor dem Essen gespritzt wird (Mahlzeitenbolus). Nach Operationen an der Bauchspeicheldrüse reicht die Eigenproduktion an Insulin oft noch für die Basalrate aus, für das Abdecken der Mahlzeiten aber nicht mehr.

Eine vorstellbare Alternative wäre es, ein kurz wirksames Insulin mit Hilfe einer Insulinpumpe zu verabreichen. Diese Therapieform ist aber beim pankreopriven Diabetes meist nicht sinnvoll.

Seit der Pankreasoperation hat die Produktion der eigenen Verdauungsenzyme gelitten („exokrine Insuffizienz"). Wie kann man das beweisen? 141

In der Bauchspeicheldrüse wird unter anderem ein Proenzym gebildet. Es wird in den Dünndarm abgegeben, dort gespalten und als Elastase mit dem Stuhl ausgeschieden. In einer Stuhlprobe kann man die Elastase bestimmen. Erniedrigte Werte weisen darauf hin, dass die Bauchspeicheldrüse zu wenig Verdauungsenzyme herstellt, also eine exokrine Pankreasinsuffizienz vorliegt. In diesem Fall müssen mit der Nahrung Verdauungsenzyme eingenommen werden (→ Kapitel E, Verdauungsenzyme und Fettstühle).

Ein normaler Elastase-Wert schließt allerdings einen relativen Mangel an Verdauungsenzymen der Bauchspeicheldrüse nicht aus. Möglich ist zum Beispiel, dass die Pankreasenzyme auf Grund der veränderten Anatomie nach Magenentfernung zum falschen Zeitpunkt in den Darm abgegeben werden und ihre Aufgabe deswegen nicht erfüllen können.

Wie aussagekräftig sind diese Messergebnisse (Elastase im Stuhl)? Muss man sich nach den Laborwerten richten? 142

Erniedrigte Werte der Elastase im Stuhl weisen auf einen Mangel an Bauchspeicheldrüsenenzymen hin. Es ist aber möglich, dass zu wenig Bauchspeicheldrüsenenzyme (Pankreasinsuffizienz) produziert werden, obwohl die Elastase im Normbereich liegt.

Da der Nahrungsbrei sehr schnell in den Darm gelangt, wenn kein Magen mehr vorhanden ist, werden die Pankreasenzyme eventuell auch nur zu spät in den Darm abgegeben (pankreozybale Asynchronie), um ihre Aufgabe erfüllen zu können. Daher empfiehlt sich insbesondere bei Durchfall nach Bauchspeicheldrüsenoperationen ein Therapieversuch mit Pankreasenzymen, auch bei normalen Elastaselaborwerten. Der Erfolg der Therapie entscheidet über die Sinnhaftigkeit der Einzymeinnahme.

N. Psychische Krankheitsbewältigung

Kann die Erkrankung durch Stress oder Ärger ausgelöst werden? 143

Solche Überlegungen werden von manchen Patienten angestellt. Sie entsprechen dem Wunsch, Ursachen und Erklärungen oder wenigstens einen Schuldigen zu finden. Man verbindet damit die Hoffnung, durch Beseitigung der Ursachen die Heilung zu erreichen. Das vermindert das Gefühl von Ohnmacht und Hilflosigkeit. Problematisch daran, eine Krebserkrankung auf psychische Ursachen zurückzuführen, ist, dass hiermit leicht eine Schuldzuweisung erfolgen kann. Möglicherweise haben Betroffene dadurch nicht nur die Probleme der Krankheit zu bewältigen, sondern auch noch Schuldgefühle, weil sie denken, den Krebs selbst verursacht zu haben.

Dass es für diese Erkrankungen tatsächlich psychische Ursachen gibt, dazu gibt es keine gesicherten Erkenntnisse. Vielmehr gibt es eine gute Datenlage, die keine Gründe für solche Zusammenhänge sieht. Dennoch: Ein seelisches Gleichgewicht kann sich tatsächlich positiv auf den weiteren Krankheitsverlauf auswirken.

Ist es besser, sich viel mit dem Krebs zu beschäftigen oder ihn zu verdrängen? 144

So verschieden wie Menschen sind, so unterschiedlich ist ihre Art, eine schwere Krankheit psychisch zu verarbeiten. Manche verstehen die Erkrankung als eine Herausforderung. Sie informieren sich umfassend z.B. im Internet über die Ursachen, den Verlauf und die Therapie. Sie konsultieren verschiedene Ärzte oder besuchen Selbsthilfegruppen. Sie wollen therapeutische Entscheidungen selbst treffen oder in alle Entscheidungen zumindest einbezogen werden. Andere ziehen es vor, sich möglichst wenig mit der Krankheit zu beschäftigen und überlassen Entscheidungen gerne ihren Ärzten. Welcher Weg der bessere ist lässt sich schwer sagen. Wissenschaftlichen Studien zufolge scheint ein aktiver Bewältigungsstil dem passiven leicht überlegen zu sein. Wir meinen, dass der Stil der Krankheitsbewältigung in erster Linie zur Persönlichkeit des Betroffenen passen muss. In dieser Beziehung gibt es kein Richtig und kein Falsch.

145 Ich kann nicht schlafen, weil ich mir ständig Sorgen wegen meiner Gesundheit mache. Was kann dagegen ich tun?

Es ist nur zu verständlich, dass Sie sich nach der Diagnose einer möglicherweise lebensbedrohlichen Krankheit Sorgen machen und dass Ihnen viele Gedanken durch den Kopf gehen. Sie fragen sich vielleicht, wie der weitere Verlauf sein wird und eventuell, welche Lebenserwartung Sie noch haben. Das löst Angst aus. Angstgefühle sind gewiss sehr unangenehm. Sie haben aber neben der belastenden auch eine gute Seite. Sie können dazu führen, dass Sie selbstfürsorglich mit sich umgehen und z.B. die erforderliche medizinische Behandlung durchführen oder viel bewusster leben als vor der Erkrankung.

Wenn Sie jedoch ständig grübeln, sich Ihre Gedanken nur noch im Kreis drehen, wenn Sie in dauernder Anspannung leben und kaum mehr schlafen können, bewirken die Ängste nichts Positives mehr. Vielmehr kann sich daraus auch eine Depression entwickeln. In diesen Fällen kommt es darauf an, die Ängste wieder zu verringern.

Normalerweise hält Angst nicht unendlich lange an, sondern erschöpft sich nach einiger Zeit. Ein Grund dafür, dass Menschen trotzdem in ständiger Angst leben kann sein, dass sie ihre Befürchtungen nicht zu Ende denken. Weil sie große Angst davor haben, sich das Ende ihrer Befürchtungen vorzustellen, brechen sie die Vorstellung ab. Stattdessen springen sie aber von einer Befürchtung zur nächsten, die wiederum verlassen wird, sobald das damit verbundene Angstgefühl zu stark geworden ist. Auf diese Weise leben sie in ständiger Angst. Fachleute bezeichnen das als generalisierte Angststörung. Sollte dies der Fall sein kann es helfen, seine allerschlimmsten Befürchtungen – trotz der damit verbundenen Angst – einmal wirklich zu Ende zu denken. Am besten schreibt man sich hierfür die Sorgen so auf als wollte man darüber einen Film drehen. Anschließend liest man sich dieses Filmdrehbuch immer wieder durch, täglich mindestens eine Stunde lang, bis eine Gewöhnung eingetreten und die Angst geringer geworden ist. Hierbei kann man sich auch die Frage stellen, wie wahrscheinlich es ist, dass dieser schlechteste denkbare Fall tatsächlich eintreten wird und welche

Möglichkeiten man sieht, damit zurecht zu kommen, falls er tatsächlich kommt.

Wer wegen seiner Angst nicht einschlafen kann, der kann seine Gedanken auch auf ein Blatt Papier schreiben. Anschließend wird dieses Blatt in eine Schublade oder Kassette gelegt und diese verschlossen. Damit verabschiedet man sich an diesem Abend von den Sorgen. Man kann das Blatt am nächsten Tag wieder hervorholen und sich damit beschäftigen. Vor dem Einschlafen aber gibt man sich angenehmen Erinnerungen oder Phantasiereisen hin. Viele Betroffene profitieren auch davon, zum Einschlafen Entspannungsübungen durchzuführen. Progressive Muskelentspannung nach Jacobson oder Autogenes Training sind hierfür geeignete Methoden, die Sie z.B. während einer Rehabilitation erlernen können.

Zwar gibt es auch sehr wirksame Medikamente gegen Angst, wie etwa das Diazepam (z.B. Valium®), Lorazepam (z.B. Tavor®) oder Schlafmittel wie Zolpidem (z.B. Stilnox®). Diese Wirkstoffe haben jedoch den großen Nachteil, dass sie relativ rasch an Wirksamkeit verlieren. Man muss dann immer mehr davon nehmen, um noch dieselbe Wirkung zu erzielen. Mit anderen Worten, sie machen abhängig. In einer akuten Krisensituation kann es gerechtfertigt sein, ein solches Medikament einzunehmen, um wieder einmal schlafen zu können. Das Grundproblem, das zu der Schlafstörung führte, lösen diese Mittel aber nicht. Es ist wieder da, sobald das Medikament nicht mehr wirkt. Aus diesen Gründen sollte es keinesfalls länger als vier Wochen lang eingenommen werden.

Ich bin niedergeschlagen, antriebslos und schlafe schlecht. Habe ich eine Depression? 146

Depression ist die häufigste psychische Erkrankung. Bei Menschen, die an einer schweren Krankheit leiden, ist das Risiko für Depression etwa doppelt so hoch wie im Bevölkerungsdurchschnitt. Von Krebs Betroffene können daher durchaus zusätzlich eine depressive Störung haben. Von der Depression zu unterscheiden ist jedoch die depressive Verstimmung, die fast jeder Mensch schon einmal erlebt hat. Sie kann eine normale Reaktion auf ein kritisches Lebensereignis sein. Nicht alles, was in der Umgangssprache als Depression bezeichnet wird, erfüllt die Kriterien für diese Diagnose. Sie ist zu stellen wenn jemand länger als 14 Tage durchgehend an mehreren Symptomen leidet. Dazu gehören eine gedrückte, depressive Stimmung, Freudlosigkeit und verminderter Antrieb. Hinzukommen müssen Symptome wie Konzentrationsschwierigkeiten, ein vermindertes Selbstwertgefühl, Schuldgefühle, Suizidgedanken, eine negative Zukunftsperspektive oder Schlafstörungen.

Wenn Sie solche Symptome bei sich beobachten, scheuen Sie sich bitte nicht, sie auch zu berichten. Leider tun das zu wenige Menschen. Ihnen kann deshalb auch nicht geholfen werden. Dabei sind die Erfolgsaussichten für eine Behandlung durchaus gut, egal ob Psychotherapie oder antidepressive Medikamente oder beides.

147 Ich werde mit der Tumor-Erkrankung nicht fertig, habe Angst, sie könnte zurückkehren. Das bedrückt mich sehr. Wo finde ich Hilfe?

Sie sollten das Gespräch mit Ihrem Arzt suchen. Er kann Ihnen helfen, Ihnen bei Bedarf professionelle Hilfe zukommen zu lassen. Es gibt Kollegen unterschiedlicher Berufsgruppen, die sich dem Thema der Psycho-Onkologie verschrieben haben. Das können Hausärzte, Onkologen, Psychologen, Psychotherapeuten sein. Diese können Ihnen mit Rat und Tat zur Seite stehen. Die psychische Krankheitsbewältigung kann aber auch Aufgabe eines Rehabilitations-Verfahrens sein, um dort zu lernen, mit diesen Ängsten umzugehen, sich von ihnen nicht beherrschen zu lassen. Viele profitieren auch von den Gesprächen in einer Selbsthilfegruppe nach Krebs. Der Erfahrungs- und Meinungsaustausch mit Betroffenen kann sehr hilfreich sein. Dort kann man unterschiedliche Wege der Krankheitsbewältigung kennen lernen.

148 Was ist der Unterschied zwischen psychologischer Beratung und Psychotherapie?

In der Praxis ist der Übergang von Beratung zur Psychotherapie sicher fließend. Das eine lässt sich vom anderen nicht streng abgrenzen. Beratung befasst sich eher mit der Suche nach Lösungen für Lebensfragen, z.B. Partnerschaftskonflikten, Erziehungsschwierigkeiten oder ähnliches. Psychotherapie wird dann in Frage kommen, wenn eine psychische Störung diagnostiziert wurde. Das kann z.B. eine Anpassungsstörung nach der Tumor-Diagnose, eine Angststörung oder eine Depression sein. Psychotherapie benötigt deutlich mehr Zeit als Beratung. Psychologische Berater haben in der Regel ein Psychologiestudium absolviert. Psychotherapeuten benötigen darüber hinaus eine mehrjährige Therapieausbildung, die der eines

Facharztes entspricht, bevor sie die Erlaubnis bekommen, Psychotherapie durchzuführen.

Was ist besser für mich, Verhaltenstherapie oder tiefenpsychologische Psychotherapie? 149

Es gibt viele verschiedene psychotherapeutische Schulen, die unterschiedliche Ursachen-Theorien und Behandlungsmethoden haben. Wenn Sie sich um einen Therapieplatz bemühen, fragen Sie den Therapeuten, ob er tiefenpsychologisch oder verhaltenstherapeutisch orientiert ist, um zu erfahren, mit welcher Behandlungsmethode Sie zu rechnen haben. In einer tiefenpsychologischen Psychotherapie wird man sich vor allem mit Mustern aus Ihrer Lebensgeschichte befassen, die ihre aktuelle Situation derzeit beeinflussen. Die Verhaltenstherapie macht eher Lernprozesse und falsche Denkmuster für Ihre Probleme verantwortlich, die sie zu verändern sucht.

Tiefenpsychologisch orientierte und Verhaltenstherapie haben sich beide in wissenschaftlichen Untersuchungen als wirksam erwiesen. Wahrscheinlich wirkt vor allem die therapeutische Beziehung. Daher kommt es vor allem darauf an, dass Sie und Ihre Therapeutin/Ihr Therapeut zueinander passen. Die ersten fünf Therapiesitzungen sind deshalb „Probe"-Sitzungen, in denen Sie herausfinden können, ob „die Chemie stimmt". Wenn Sie sich in einer therapeutischen Beziehung unwohl fühlen, sprechen Sie das bitte offen an. Jede/r Therapeut/in wird dafür dankbar sein und Sie auch weiter vermitteln, wenn Sie zu dem Ergebnis kommen, dass Sie mit ihr oder ihm „nicht können".

Gibt es Psychotherapeuten, die sich auf die Behandlung von Krebskranken spezialisiert haben? Wie finde ich die? 150

Ja. In der Deutschen Arbeitsgemeinschaft für Psychosoziale Onkologie e.V. (DAPO) haben sich Ärzte, Psychologen, Sozialarbeiter und -pädagogen, Kreativtherapeuten, Seelsorger, Pflegekräfte und andere Berufsgruppen zusammengeschlossen, die in der medizinischen und psychosozialen Betreuung von Krebskranken und ihren Angehörigen oder in der psychoonkologischen Forschung tätig sind. Mitglieder dieser Vereinigung haben sich besonders mit der Unterstützung von Betroffenen und ihren Angehörigen beschäftigt und darin weitergebildet. Auf der Internetseite der DAPO (www.

dapo-ev.de) können Sie Adressen von solchen Fachkräften in Ihrem Postleitzahlbereich finden.

151 Auf welchem Wege kann ich Hilfe bei einer Psychotherapeutin oder einem Psychotherapeuten bekommen? Wie finde ich die/den richtige/n?

Sie fragen zunächst Ihren Hausarzt. Hat dieser keinen Rat oder reagiert er eher ablehnend oder beschwichtigend, können Sie sich bei Ihrer Krankenkasse erkundigen. Auch die Selbsthilfegruppen und die psychosozialen Beratungsstellen vermitteln Sie weiter.

Seien Sie einerseits hartnäckig, aber bringen Sie auch Geduld mit. Weil sich eine psychotherapeutische Behandlung in aller Regel über längere Zeit hinzieht, müssen Sie mit Wartezeiten rechnen, bevor Sie einen Therapieplatz bekommen.

152 Als Krebskranker bin ich doch nicht verrückt. Warum wurde bei mir dennoch eine psychische Störung diagnostiziert?

Wer eine körperliche Krankheit wie Krebs bekommen hat wird sich sicher wundern, dass bei ihm möglicherweise auch eine psychische Störung diagnostiziert wurde. Meist ist das eine Anpassungsstörung. Gemeint ist damit, dass der Betroffene durch ein kritisches Lebensereignis, wie z.B. eine schwere Krankheit, psychisch sehr belastet ist und damit nicht fertig wird. Das Feststellen einer psychischen Störung wie einer Anpassungsstörung ist die Voraussetzung dafür, dass eine Psychotherapie durchgeführt werden kann. Ohne eine solche Diagnose ist das nicht möglich. Die Kosten würden von der Krankenkasse nicht übernommen. Man hält Sie damit aber keineswegs für psychisch krank oder gestört. Jeder Mensch kann in eine Lage kommen, die seine Möglichkeiten zur Bewältigung der Situation überfordern. Denken Sie dabei nur an posttraumatische Belastungsstörungen bei Opfern von Krieg, Folter oder schweren Unfällen.

153 Muss ich eine Psychotherapie selbst bezahlen?

In aller Regel nein. Psychologische Beratungsstellen werden von gemeinnützigen Organisationen (z.B. Caritas, Diakonie) oder von den Kommunen finanziert. Die Beratung dort ist normalerweise kostenlos oder zu einem sozial verträglichen Unkostenbeitrag erhältlich. Wenn die Notwendigkeit festgestellt wurde und der/die Therapeut(in) eine Zulassung zur kassenärztlichen Versorgung hat, ist Psychotherapie Teil der Krankenbehandlung und gehört damit zum Leistungskatalog der gesetzlichen Krankenversicherung. Während einer Medizinischen Rehabilitation ist sie auch selbstverständlicher Bestandteil dieser Form der Behandlung.

Ich habe meine Erkrankung akzeptiert, aber mein/e Lebenspartner/in scheint mehr darunter zu leiden als ich. Wie kann ich helfen? 154

Vor allem: Mit Ihrem Partner/Ihrer Partnerin über Ihre Erkrankung und Ihre Sorgen sprechen. Nicht selten ist jedoch Starthilfe von außen gefragt. Sprechen Sie zunächst mit Ihrem Hausarzt darüber. Vielleicht kann er in einem Gespräch mit Ihrem Partner/Ihrer Partnerin dessen/deren Sorgen und Befürchtungen erfahren und zur Klärung beitragen. Eine weitere Anlaufstelle kann eine Familienberatungsstelle der verschiedenen karitativen Dienste sein (Caritas, Diakonisches Werk, Arbeiterwohlfahrt u.a.). Auch Ihre Selbsthilfegruppe kann Ihnen womöglich weiterhelfen. Im ersten Schritt müssen Sie aus sich herauskommen – vielleicht fällt Ihrem Partner/Ihrer Partnerin der entsprechende Schritt dann auch leichter.

Wie kann ich Kindern vermitteln, was ich habe? 155

Kindern eine schwere, möglicherweise gar lebensbedrohliche Krankheit zu erklären, gehört sicher zum Schwierigsten, was es gibt. Einerseits möchte man Kindern aus gutem Grund Verlustängste ersparen. Viele Betroffene versuchen daher, Kinder überhaupt nicht über den Ernst der Lage zu informieren oder die Gefahr herunterzuspielen. Andererseits aber haben auch sehr kleine Kinder bereits ein gutes Gespür für die Sorgen und Ängste der Erwachsenen. Sie bemerken es, wenn diese ihnen etwas vorzuspielen versuchen. Eine Diskrepanz zwischen dem, was sie an Gefühlen bei den Erwachsenen wahrnehmen, und dem, was diese ihnen sagen, ist für Kinder möglicherweise belastender als die Wahrheit. Denn mit dem Verschweigen oder Verharmlosen der Gefahr signalisieren Erwachsene ihren Kindern auch, dass sie das Gespräch über die Angst vermeiden möchten. Die Kinder wagen dann nicht mehr, ihre eigenen Sorgen auszusprechen. Für sie könnte es jedoch gerade wichtig sein, ihre Verlustängste mit den Eltern besprechen zu können, um diese zu bewältigen. Daher spricht vieles dafür, abhängig vom Alter der Kinder auf kindgerechte Weise, z.B. mit Hilfe von Bilderbüchern, das Krankheitsgeschehen offen zu besprechen.

156 Ich will bald wieder arbeiten, aber meine Familie/meine Kollegen verstehen das nicht.

Reden Sie drüber, aber gehen Sie Ihren Weg. Das Leben mit der Arbeit weiß man oft erst zu schätzen, wenn man den existentiellen Fragen des Lebens gegenübersteht. Arbeiten können ist für viele Patienten auch ein Zeichen für das Zurückkehren in das normale Leben. Deswegen wünschen sich viele Patienten, bald wieder die Arbeit aufnehmen zu können. Ob das tatsächlich schon geht, lässt sich nicht immer vorhersagen, aber es gibt ja die Möglichkeit der stufenweisen Wiedereingliederung. Dies ist auch als Erprobung zu sehen und ein gutes Modell, den Wiedereinstieg zu wagen.

157 Welche Form kann psychologische Hilfe haben?

Beratungs-Einzelgespräche, Einzeltherapie, Paartherapie, Familientherapie, Gruppentherapie, verschiedene Formen der Entspannungstherapie, Musik- und Kreativtherapie u.a.

O. Medizinische und berufliche Rehabilitation

Was ist eine medizinische Rehabilitation? 158

Das Wort „Rehabilitation“ stammt aus dem Lateinischen und bedeutet wiederherstellen. Rehabilitationsmaßnahmen sind Leistungen, die zum Ziel haben, eine geminderte bzw. gefährdete Erwerbsfähigkeit wesentlich zu verbessern oder wiederherzustellen. Nach dem Motto: „Reha vor Rente“.

Für Menschen, die eine Altersrente beziehen, hat die medizinische Rehabilitation die Besserung bzw. Erhaltung der Lebensqualität und Selbstbestimmung, Abwendung bzw. Minderung von Pflegebedürftigkeit und Sicherung der Teilhabe am gesellschaftlichen Leben zum Ziel.

Medizinische Rehabilitationsmaßnahmen werden in einer Rehabilitationsklinik entsprechend der Indikation durchgeführt. Diese sind stationär oder ambulant möglich.

Wann wird eine Rehabilitationsmaßnahme empfohlen? 159

Grundsätzlich wird nach Abschluss einer sogenannten Primärtherapie eine Anschlussrehabilitationsmaßnahme empfohlen. Als Abschluss der Primärtherapie wird bezeichnet, die Entlassung aus dem Krankenhaus nach der Operation bzw. bei Patienten mit Krebserkrankungen nach Abschluss der Chemo- bzw. auch Strahlentherapie.

Rehabilitationsmaßnahmen können jederzeit über den niedergelassenen Haus- bzw. Facharzt bei der Rentenversicherung bzw. Krankenversicherung beantragt werden.

160 Was geschieht in einer Rehabilitationsklinik?

In einer Rehabilitationsklinik arbeitet ein multiprofessionelles Team bestehend aus Ärzten unterschiedlicher Fachrichtungen, Pflegekräften mit Zusatzqualifikationen, Psychologen, Sozialarbeitern, Kunst- und Beschäftigungstherapeuten, Ergotherapeuten, Physio- und Sporttherapeuten sowie Ernährungsberaterinnen.

Körperliche Einschränkungen und seelische Belastungen, die durch die Erkrankung entstanden sind, werden nach der Aufnahmeuntersuchung beim Arzt und gegebenenfalls entsprechender Diagnostik festgestellt und eine entsprechende Therapie eingeleitet. Neben der körperlichen Kräftigung und Steigerung der Ausdauer sollen Bewegungseinschränkungen sowie muskuläre Defizite gebessert werden.

Die Pflegekräfte versorgen sekundär heilende Wunden und geben dem Patienten Unterstützung bei den Aktivitäten des täglichen Lebens.

Die Psychologen bieten neben Entspannungsverfahren und Gesprächsrunden auch Einzelgespräche zur Bewältigung der persönlichen Krankheitssituation an. In Gesprächen mit Sozialarbeitern können z.B. Hilfen zur wirtschaftlichen Sicherung sowie die Rückkehr in den Beruf vorbereitet werden. Sozialrechtliche Aspekte des Schwerbehindertenrechts werden erläutert. Bei Bedarf werden pflegerische Hilfen für das Leben zuhause organisiert sowie Kontaktaufnahme zu nachsorgenden Institutionen vermittelt.

Zentrale Aufgabe der Rehabilitation ist die Steigerung der körperlichen Leistungsfähigkeit und Verbesserung der Einschränkung von Beweglichkeit bis hin zur Polyneuropathie. Dazu steht ein breites Therapieangebot im Bereich der Physio- und Sporttherapie in jeder Rehabilitationseinrichtung zur Verfügung. Ergotherapeuten helfen in der Therapie der Polyneuropathie, z.B. nach Chemotherapie.

Die Kunst- und Gestaltungstherapie wie auch Tanz- oder Musiktherapie geben Unterstützung in der Krankheitsverarbeitung und -akzeptanz.

Nach Operation des oberen Gastrointestinaltraktes kommt es zur Veränderung der Essgewohnheiten. In der Regel ist man nicht mehr in der Lage, seinen Kalorienbedarf wie gewohnt mit drei Mahlzeiten zu decken. Die veränderte anatomische Situation nach Magenentfernung bzw. Speiseröhrenoperation bzw. Pankreasresektion kann der Patient unter ärztlicher und diätetischer Aufsicht und Beratung zu verarbeiten lernen.

Wer beantragt eine Anschlussheilbehandlung bzw. Rehabilitationsmaßnahme und wie? 161

Während eines stationären Aufenthaltes bzw. Behandlung in einem Akut-Krankenhaus beantragt in der Regel der Sozialdienst die Anschlussheilbehandlung. Er stellt den Antrag beim Kostenträger. Bei Berufstätigen ist dies in der Regel die Deutsche Rentenversicherung. Bei Rentnern wird die Rehabilitationsmaßnahme von der Krankenkasse bezahlt. Ausnahme sind onkologische Erkrankungen. Diese werden ebenfalls von der Deutschen Rentenversicherung bezahlt.

Eine Rehabilitationsmaßnahme muss in Zusammenarbeit mit dem behandelnden Arzt (Hausarzt oder Facharzt) beantragt werden. Hilfestellung bei der Beantragung leisten die sogenannten Reha-Servicestellen, Sozialverbände und Krebsberatungsstellen. Man kann einen Antrag aber auch direkt an die Deutsche Rentenversicherung bzw. an seine Krankenkasse stellen. Diese prüfen dann die Zuständigkeit und leiten ihn innerhalb von zwei Wochen gegebenenfalls an die zuständige Kostenstelle weiter.

Kann ich mir meine Rehabilitationsklinik selbst aussuchen? 162

Wenn Sie in eine bestimmte Reha-Klinik möchten, können Sie grundsätzlich von Ihrem Wunsch- und Wahlrecht Gebrauch machen und dies in Ihrem Antrag vermerken. Wird Ihnen eine andere Rehabilitationsklinik als Ihrem Wunsch entsprechend zugewiesen, können Sie einen Widerspruch einlegen. Der Kostenträger überprüft Ihren Klinikwunsch entsprechend Ihrer Indikation und nach wirtschaftlichen Aspekten. Es ist zu empfehlen, dem Widerspruch eine Klinikempfehlung Ihres behandelnden Arztes sowie ein persönlich begründetes Anschreiben hinzuzufügen.

Was ist berufliche Rehabilitation? 163

Für viele Patienten ist es ein ganz wesentliches Ziel, wieder in das Berufsleben zurückzukehren. Hierzu gibt es die Möglichkeit der speziellen beruflichen Rehabilitation, in der die Patienten in einer Rehabilitationseinrichtung über ihre sozialrechtlichen Ansprüche bzw. über ihr körperliches Leistungsvermögen informiert und aufgeklärt werden. Dies bedeutet, in der Physiotherapie spezielle Übungen zu trainieren, eventuell aber auch rechtzeitig in Zusammenarbeit mit dem Integrationsfachdienst und Rehabilitationsberatern einen Kontakt zum Arbeitgeber herzustellen und gegebenenfalls eine Arbeitsplatzbesetzung zu ermöglichen.

a) Stufenweise Wiedereingliederung

Eine Möglichkeit zur Rückkehr in den Beruf ist die stufenweise Wiedereingliederung. Dabei beginnt man mit einer reduzierten Stundenzahl und steigert diese allmählich, bis die alte Arbeitsleistung erreicht ist. Die stufenweise Wiedereingliederung kann zwischen vier Wochen und sechs Monate andauern. Dabei ist die Länge der Gesamtarbeitsunfähigkeitszeit zu berücksichtigen (78 Wochen maximal). Während der stufenweisen Wiedereingliederung erhalten Sie Kranken- oder Übergangsgeld.

Sollte die Wiedereingliederung scheitern, kann die Maßnahme jederzeit abgebrochen werden. Bei erfolgreicher Wiedereingliederung können Sie in einer Teil- oder Vollzeitbeschäftigung im alten Beruf weiterarbeiten.

b) Berufliche Rehabilitation

In einigen Fällen sind die körperlichen Defizite so groß, dass man nicht mehr in den alten Beruf zurückkehren kann. Hier besteht die Möglichkeit der Arbeitsplatzumsetzung auf einen leidensgerechten Arbeitsplatz bzw. die Unterstützung durch Leistungen zur Teilhabe am Arbeitsleben. Zusätzlich besteht bei jüngeren Patienten die Möglichkeit der Weiterqualifikation. Hierzu finden in der Regel Gespräche zwischen den Patienten, Sozialarbeitern und Reha-Beratern der Deutschen Rentenversicherung statt.

164 Muss ich für eine Rehabilitationsmaßnahme bzw. Anschlussheilbehandlung Zuzahlungen leisten?

Für eine stationäre Anschlussheilbehandlung in einer Rehabilitationseinrichtung müssen Sie bei der Deutschen Rentenversicherung 10,00 Euro/Tag für maximal 14 Tage zuzahlen. Für eine Rehabilitation müssen 10,00 Euro/Tag für höchstens 42 Tage zugezahlt werden. Zuzahlungen, die im selben Kalenderjahr bereits geleistet worden sind, werden dabei angerechnet.

Die Zuzahlungspflicht entfällt, wenn Sie einen Anspruch auf Übergangsgeld haben. Eine teilweise oder ganze weitere Befreiung von der Zuzahlungspflicht ist möglich, wenn Ihr persönliches Nettoeinkommen unter 1.200,00 Euro (im Jahr 2017) monatlich liegt und/ oder Sie bestimmte Sozialleistungen, z.B. ALG II, beziehen. Ein Antrag auf Zuzahlungsbefreiung ist bei der Deutschen Rentenversicherung zu stellen. Bei ambulanten und teilstationären Rehabilitationen sind Sie von der Zuzahlung befreit.

Ist der Kostenträger für Ihre Rehabilitation die Krankenversicherung, ist in der Regel eine Zuzahlung von 10,00 Euro/Tag für maximal 28 Tage im Kalenderjahr zu leisten. Um eine unzumutbare finanzielle Belastung zu vermeiden, haben die Krankenversicherungen eine Belastungsgrenze eingeführt. Als Belastungsgrenze werden zwei Prozent und bei chronisch erkrankten Menschen ein Prozent des zu berücksichtigenden Familienbruttoeinkommens angerechnet. Zwecks Beantragung der Zuzahlungsbefreiung bzw. Berechnung nehmen Sie bitte Kontakt zu Ihrer Krankenversicherung auf.

Haben Sie in diesem Kalenderjahr schon Zuzahlungen geleistet, werden diese von der Deutschen Rentenversicherung und Ihrer Krankenversicherung angerechnet.

Kann man mehrmals in eine Rehabilitation gehen? 165

Bei nicht-onkologischen Erkrankungen ist in der Regel alle vier Jahre eine Rehabilitation möglich. In begründeten Fällen kann von dieser Regel aber auch abgewichen werden. Bei onkologischen Erkrankungen kann man nach der Anschlussheilbehandlung unter bestimmten Voraussetzungen bis zum Ablauf des zweiten Behandlungsjahres eine zweite onkologische Rehabilitation beantragen. Bei jedem Neuauftreten von Rezidiven oder Metastasen beginnt die Zeitrechnung neu.

Kann ich auch als Rentner in die Reha gehen? 166

Bei onkologischen Erkrankungen ist der Kostenträger für die Rehabilitation die Deutsche Rentenversicherung. Entsprechend muss der Antrag auf eine Anschlussheilbehandlung bzw. Rehabilitationsmaßnahme auch von Rentnern an die Deutsche Rentenversicherung gesandt werden.

Bei nicht-onkologischen Erkrankungen ist für Menschen, die eine Altersrente beziehen, die Krankenversicherung Kostenträger der Rehabilitationsmaßnahme. Dort muss die Rehabilitationsmaßnahme beantragt werden. Häufig werden diese Anträge abgelehnt. Wir empfehlen Ihnen, auf jeden Fall Widerspruch, gegebenenfalls mit Unterstützung z.B. durch einen Sozialverband oder eine Krebsberatungsstelle einzulegen, wenn Ihnen ein Antrag auf Rehabilitation abgelehnt worden ist.

167 Was ist Rehabilitationssport?

Rehabilitationssport stellt eine wichtige nachsorgende Ergänzung zum medizinischen Rehaverfahren dar. Reha-Sport kann von Ihrem behandelnden Arzt zuhause verordnet werden. Ein Antrag auf Kostenübernahme muss beim Kostenträger (primär Krankenversicherung bzw. Deutsche Rentenversicherung) gestellt werden. Die Krankenkasse genehmigt in der Regel, je nach Schwere der Erkrankung und Beeinträchtigung, einen Leistungsumfang von 50 Übungseinheiten Reha-Sport für einen Zeitraum von 18 Monaten. Es gibt überall in Deutschland Reha-Sportgruppen für onkologische und nicht-onkologische Patienten. Dies ist analog der Herz-Sportgruppe bzw. Rheuma-Gruppe etc.

168 Was ist der Unterschied zwischen einer Anschlussheilbehandlung, einer Kur und einer stationären Rehabilitation?

Eine Anschlussheilbehandlung (AHB) ist eine Maßnahme, die der Erholung nach einer Operation, einem schweren Krankheitsverlauf, einer Chemotherapie oder einer Strahlentherapie dient. Sie wird von den behandelnden Ärzten veranlasst. Die verantwortlichen Ärzte sind aber mit diesem Thema oft nicht genügend vertraut. Besser kennt sich in der Regel der Sozialdienst aus. Somit ist es hilfreich, wenn ein Bedarf vorliegt, selbst die Initiative zu ergreifen. Manchmal muss man als Patient den Anstoß geben, um die Steine ins Rollen zu bringen, um eine solche Maßnahme zu erhalten.

Kaum eine Patientengruppe kann von einer AHB so sehr profitieren wie die Magenoperierten. Auch wenn manche Chirurgen gerne behaupten: Was wollen Sie denn dort, das brauchen Sie doch nicht…

Der Begriff „Kur“ ist veraltet. Auch das Denken bezüglich Reha hat sich verändert. Früher dachte man eher „sich ein paar Wochen schön verwöhnen lassen“ und es wird alles gut. Rehabilitation „heute“ ist ein Verfahren, das viel bietet, aber auch viel verlangt, weil man viel lernen kann, die Wiederherstellung alter Leistungsfähigkeit, aber auch eine Menge Anstrengung verlangen kann.

Weil es sich beim Magenkrebs um eine onkologische Erkrankung handelt, stehen den Betroffenen bis zu drei Reha-Verfahren zu, sollte ein Reha-Bedarf gesehen werden und eine Reha-Maßnahme sinnvoll erscheinen. Also nach einer AHB könnten nach einem Jahr und vielleicht auch noch ein Jahr später weitere Reha-Verfahren zur weiteren Festigung folgen.

Wer kümmert sich um die Reha, wer veranlasst sie? Wer übernimmt die Kosten? 169

Sie stellen einen Antrag an den wahrscheinlich zuständigen Kostenträger (Krankenkasse oder Rentenversicherer). Liegen Sie im Krankenhaus, nimmt Ihnen der Klinik-Sozialdienst die Antragstellung weitgehend ab und kümmert sich auch um den Kostenträger. Im Sozialgesetzbuch IX ist festgelegt, dass es in jedem Landkreis und jeder kreisfreien Stadt eine gemeinsame Servicestelle für Rehabilitation geben muss. Diese Servicestelle ist für alle Kostenträger und alle Formen der Rehabilitation zuständig. Wenden Sie sich mit Ihrem Rehabilitationswunsch an die gemeinsame Servicestelle für Rehabilitation in Ihrer Nähe (www.reha-servicestellen.de). Sie wird Ihr Anliegen an die zuständige Stelle leiten. In der Regel übernehmen die Rentenversicherer die Kosten für onkologische Rehabilitationen auch dann, wenn man schon längst das Rentenalter erreicht hat.

Kann mich mein Partner in die Reha begleiten? 170

Grundsätzlich ist in vielen Kliniken die Aufnahme einer Begleitperson möglich. Die Kosten hierfür müssen jedoch privat getragen werden. Nehmen Sie Kontakt zu der Rehaklinik auf und erfragen Sie die Möglichkeiten. Rehakliniken haben verschiedene Angebote für Begleitpersonen. In manchen Kliniken können die Partner im gleichen Zimmer untergebracht werden. In anderen Rehakliniken findet die Unterbringung in einem externen Gebäude statt. Dieses und Weiteres gilt es zu klären.

171 Kann ich eine Reha auch ablehnen?

Im Prinzip ja. Erscheint Ihre Erwerbsfähigkeit nach ärztlichem Gutachten des Medizinischen Dienstes der Krankenkasse aber erheblich gefährdet bzw. gemindert, kann Sie Ihre Krankenkasse nach § 51 SGB V auffordern, innerhalb von zehn Wochen einen Antrag auf Leistungen zur medizinischen Rehabilitation und zur Teilhabe am Arbeitsleben zu stellen. In dieser Zeit ist Ihr Dispositionsrecht eingeschränkt und Sie können in diesem Fall Ihren Reha-Antrag nur mit Zustimmung Ihrer Krankenkasse zurücknehmen. Ansonsten kann Ihr Anspruch auf Krankengeld entfallen. Erwägen Sie, eine Reha abzulehnen, lassen Sie sich bitte durch die Reha-Servicestellen, Unabhängige Patientenberatung Deutschland (UPD), Sozialverbände oder Krebsberatungsstelle im Vorfeld beraten.

172 Ich habe eine noch nicht abgeheilte Wunde (oder auch Drainage) im Bereich der Operationsnarbe. Muss ich deswegen auf meine schon genehmigte Reha verzichten oder diese verschieben?

In allen qualifizierten Rehabilitationseinrichtungen gibt es auch Pflegekräfte mit spezieller Ausbildung im Wundmanagement. Somit sind sekundär heilende Wunden grundsätzlich kein Hinderungsgrund dafür, eine Anschlussheilbehandlung anzutreten.

173 Man hat bei mir noch resistente Keime (z.B. MRSA, ESBL, 3MRGN, 4MRGN) am Wundabstrich/in der Nase/im Rachen festgestellt. Kann ich dennoch zur Reha fahren?

Da in der Regel alle Rehabilitationskliniken Einzelzimmer haben, stellen multiresistente Keime im Bereich der Wunde, des Urins oder des Stuhls kein Problem dar. Die Betroffenen dürfen in diesen Fällen ausschließlich ihr eigenes Bad und ihre eigene Toilette benutzen.

Multiresistente Keime im Bereich der Nase, des Rachens, der Achseln, der Leiste und perianal (am After) können zu Isolationsmaßnahmen führen und bedeuten eine erhebliche Einschränkung für den Patienten. Er kann an Gruppentherapien nicht teilnehmen. Somit sollten diese Keime zuerst eliminiert werden, bevor die Rehabilitationsmaßnahme sinnvoll angetreten werden kann.

Wie lange dauert eine Reha? Kann man verlängern? 174

Eine medizinische Rehabilitationsbehandlung kann unterschiedlich lang sein. 1996 hat der Bundestag beschlossen, dass die Dauer in der Regel drei Wochen betragen soll. In vorhersehbar begründeten Fällen bewilligt der Kostenträger aber auch eine Dauer von vier Wochen oder länger. Je nach Verlauf können die Ärzte in der Rehabilitationsklinik auch eine Verlängerung zum Beispiel um eine Woche beantragen.

Habe ich Anspruch auf weitere Rehabilitationen? 175

Die erste Reha nach der Operation hatte mir gut geholfen. Die zweite Rehabilitation wurde mir aber abgelehnt. Habe ich jetzt keine Chance mehr, wieder eine Reha zu bekommen? Grundsätzlich gibt es keinen Rechtsanspruch auf diese zweite Rehabilitationsmaßnahme. Aber auch in diesem Fall empfehlen wir Ihnen, Widerspruch einzulegen mit einer Stellungnahme Ihres behandelnden Arztes sowie Unterstützung z.B. durch einen Sozialverband oder eine Krebsberatungsstelle.

Wo erreiche ich einen zuständigen Reha-Berater? Wie erhalte ich eine Rentenberatung? 176

Einen Termin zur Rentenberatung können Sie bei Ihrer regionalen Beratungsstelle der Deutschen Rentenversicherung vereinbaren. Die Adresse für „Beratung vor Ort" können Sie im Internet unter www.deutsche-rentenversicherung.de finden. Eine weitere Möglichkeit ist die Beratung durch den „Versichertenältesten", Versichertenberater in Ihrer näheren Umgebung. Die Kontaktdaten finden Sie in der „Beratungsstellensuche" im Internet (→ Frage 169).

177 Was ist berufliche Rehabilitation?

Berufliche Rehabilitation wird oft gleichgesetzt mit Umschulung. Das stimmt so aber nicht. Vielmehr kann berufliche Rehabilitation auch eine andere Form der Weiterqualifikation sein (z.B. EDV-Kurse, Führerscheinerwerb) oder eine behindertengerechte Anpassung des Arbeitsplatzes (z.B. Aufstellen einer schnell erreichbaren Toilette) oder finanzielle Eingliederungshilfen umfassen. Auch die spezielle Arbeitsvermittlung des Behinderten und die stufenweise Wiedereingliederung nach längerer Arbeitsunfähigkeit gehören hierzu. Achten Sie bitte auf die so genannte Blockfrist: Innerhalb von drei Jahren bekommen Sie für dieselbe Erkrankung bis zu 78 Wochen Lohnfortzahlung bzw. Krankengeld, einschließlich der sechs Wochen des Arbeitgebers.

P. Arbeit und Rente

Wann kann ich wieder arbeiten? 178

In der medizinischen Rehabilitation wird Ihr behandelnder Arzt mit Ihnen besprechen, zu welchem Zeitpunkt er eine Rückkehr an den Arbeitsplatz empfiehlt. Bei Bedarf kann eine Empfehlung auf eine stufenweise Wiedereingliederung ausgesprochen werden (weitere Infos → Frage 163).

Waren Sie innerhalb eines Jahres länger als sechs Wochen arbeitsunfähig (durchgängig oder wiederholt arbeitsunfähig), wird das Betriebliche Eingliederungsmanagement gemäß § 84 Abs. 2 SGB IX eingeleitet.

Sie werden von Ihrem Arbeitgeber zu einem Rückkehrgespräch eingeladen. Zu diesem Gespräch können Sie sich durch die zuständige Interessenvertretung (z.B. Betriebsrat, bei Schwerbehinderten zusätzlich mit dem Schwerbehindertenvertreter) begleiten und unterstützen lassen. Während dieses Gespräches werden Ihre Rückkehr an den Arbeitsplatz, bei Bedarf innerbetriebliche Umsetzung sowie Leistungen zur Teilhabe am Arbeitsleben oder begleitende Hilfen besprochen. Bei Bedarf kann auch Ihr Werks- oder Betriebsarzt hinzugezogen werden. Auch der Integrationsfachdienst kann Sie zu diesem Gespräch begleiten.

Ziel des Betrieblichen Eingliederungsmanagements ist der Erhalt des Arbeitsplatzes.

Wie stark darf ich mich belasten, wie viel kann ich heben und tragen? 179

Schweres Heben und Tragen ist in den ersten sechs Monaten nach dem Operationstermin zu vermeiden, das heißt, nicht über fünf Kilogramm. Das ist die gängige Auslegung. Tatsächlich wird sich die eigentliche Belastungsgrenze nicht plötzlich, sondern ganz allmählich bessern. Die Belastbarkeit wird auch davon abhängen, ob man in der Lage ist, sein Körpergewicht zu halten oder sogar wieder zu steigern.

180 Soll ich meinem Arbeitgeber meine Diagnose mitteilen? Darf der Arbeitgeber mich nach meiner Diagnose fragen?

Diese Frage kann nicht allgemeingültig beantwortet werden und sollte abhängig von der Arbeitsmarktlage gut überlegt werden. Ob man dem Arbeitgeber die Diagnose sagt, sollte man davon abhängig machen, welche Behindertenpolitik der Arbeitgeber verfolgt und welches Vertrauensverhältnis man zu seinem Arbeitgeber, zur Personalabteilung, zum Vorgesetzten und zu den Kollegen hat. Wenn andere über die Krankheit Bescheid wissen, kann das dafür sorgen, dass man im Betrieb besser verstanden wird. Es kann aber auch eine Außenseiterrolle begründen oder verstärken.

Wenn jemand krankheitsbedingt sehr lange am Arbeitsplatz gefehlt hat, werden sich Vorgesetzte und Kollegen aber natürlich auch fragen, welche Krankheit vorgelegen hat. Lässt man sie im Unklaren darüber, können alle möglichen Spekulationen und Gerüchte entstehen, die möglicherweise sogar ungünstiger für Sie sind als die Wirklichkeit. Ihr Gewichtsverlust ist für alle sichtbar und lässt sich ohnehin nicht verheimlichen. Nicht unterschätzen darf man darüber hinaus die Möglichkeit, dass die Information über Ihre Diagnose über Umwege schon längst in Ihren Betrieb gelangt sein könnte. Mit anderen Worten, in diesem Fall versuchen Sie ein Geheimnis zu wahren, das längst keines mehr ist, und schaffen dadurch eine Distanz zwischen sich und Ihrem Arbeitsumfeld, die Ihnen mehr schadet als nützt.

Wenn Sie am Arbeitsplatz nicht über Ihre Krankheit sprechen wollen, dann sagen Sie dies besser direkt, als nach irgendwelchen Ausreden oder Vorwänden zu suchen. Zu sagen, „darüber will ich nicht sprechen“, scheint uns besser zu sein als ausweichende Antworten zu geben.

Bei einem Vorstellungsgespräch müssen Sie ungefragt weder auf Ihre Krankheit noch auf eine Anerkennung als Schwerbehinderter hinweisen.

Was ist eine Erwerbsminderungsrente? 181

Können Sie aufgrund einer schweren Krankheit oder Behinderung nicht mehr oder eingeschränkt bzw. nur noch stundenweise arbeiten, haben Sie als Versicherter bis zum Eintritt in die Regelaltersrente Anspruch auf eine Erwerbsminderungsrente. Bestimmte medizinische und versicherungsrechtliche Voraussetzungen müssen erfüllt sein. Eine Voraussetzung ist z.B.:

- mindestens fünf Jahre müssen Sie versichert sein (allgemeine Wartezeit),
- vor Eintritt der Erwerbsminderungsrente müssen Sie in den letzten fünf Jahren drei Jahre Pflichtbeiträge für eine versicherte Beschäftigung geleistet haben.

Man unterscheidet zwischen teilweiser und voller Erwerbsminderungsrente. Diese ist von Ihrem Leistungsvermögen abhängig.

Eine teilweise Erwerbsminderungsrente liegt vor, wenn Sie auf nicht absehbare Zeit wegen einer Krankheit oder Behinderung nicht mehr in der Lage sind, unter den allgemeinen Arbeitsmarktbedingungen mindestens sechs Stunden täglich zu arbeiten.

Eine volle Erwerbsminderungsrente liegt vor, wenn Sie auf nicht absehbare Zeit wegen einer Krankheit oder Behinderung nicht mehr in der Lage sind, unter den allgemeinen Arbeitsmarktbedingungen mindestens drei Stunden täglich zu arbeiten (→ § 43 SGB VI).

Seitens der Rentenversicherung wird nach dem Grundsatz „Reha vor Rente“ zunächst geprüft, ob die Möglichkeit besteht, Ihre Erwerbsfähigkeit durch eine medizinische oder berufliche Rehabilitation wieder herzustellen.

Wir empfehlen Ihnen, sich bei der Deutschen Rentenversicherung frühzeitig die Höhe Ihrer Erwerbsminderungsrente berechnen zu lassen. Je nach Höhe sind Ansprüche für ergänzende Hilfen wie z.B. Wohngeld, Hilfe zum Lebensunterhalt zu prüfen.

Was ist eine Regel-Altersrente? 182

Die Regel-Altersrente ist die ganz normale Altersrente. Wenn Sie als Versicherter (vor 01.01.1964 geboren) die Regelaltersgrenze erreicht haben und mindestens fünf Jahre in der gesetzlichen Rentenversicherung versichert sind, haben Sie einen Anspruch auf die Regelaltersrente.

Sind Sie vor dem 01.01.1947 geboren, haben Sie Ihre Regelaltersgrenze mit dem vollendeten 65. Lebensjahr erreicht. Sind Sie als Versicherter nach dem 31.12.1946 geboren, wird Ihre Regelaltersgrenze, wie in der Tabelle aufgeführt, schrittweise angehoben (→ § 235 SGB VI).

Tabelle 3
Vom Geburtsjahr abhängiger Beginn der Altersrente

Versicherte Geburtsjahr	Anhebung um Monate	auf Alter	
		Jahr	Monat
1947	1	65	1
1948	2	65	2
1949	3	65	3
1950	4	65	4
1951	5	65	5
1952	6	65	6
1953	7	65	7
1954	8	65	8
1955	9	65	9
1956	10	65	10
1957	11	65	11
1958	12	66	0
1959	14	66	2
1960	16	66	4
1961	18	66	6
1962	20	66	8
1963	22	66	10

183 Was ist eine Altersrente für schwerbehinderte Menschen?

Es handelt sich um eine Altersrente, die Versicherte mit einer Schwerbehinderung (zu Beginn der Altersrente) und einer Wartezeit von 35 Jahren in Anspruch nehmen können. Bestimmte Altersgrenzen sind zu beachten. Versicherte, die vor dem 01.01.1964 geboren sind, können diese Altersrente frühestens mit dem vollendeten 63. Lebensjahr in Anspruch nehmen.

Eine frühzeitige Inanspruchnahme dieser Altersrente ist mit Vollendung des 60. Lebensjahres möglich. Auch bei dieser Rentenform fand eine schrittweise Anhebung der Altersgrenze statt (→ § 236a SGB VI).

Bitte beachten Sie, dass Ihnen bei einer früheren Inanspruchnahme dieser Altersrente Abzüge bis zu 10,8 Prozent angerechnet werden können. Diese Abzüge werden bis zum Lebensende vorgenommen. Um eine exakte Rentenberechnung (evtl. mit Abzügen) und der Altersgrenze zu erhalten, empfehlen wir Ihnen einen frühzeitigen Beratungstermin bei der Deutschen Rentenversicherung wahrzunehmen.

Wie kann ich eine Erwerbsminderungsrente bzw. Altersrente beantragen? 184

Alle Renten, auch die normale Altersrente, werden nur auf Antrag gewährt. Achten Sie darauf, dass Sie einen Rentenantrag rechtzeitig stellen, weil Rente nicht rückwirkend bezahlt wird. Eine Erwerbsminderungsrente, Altersrente sowie Altersrente für schwerbehinderte Menschen können Sie bei Ihrem Rentenversicherungsträger beantragen.

Ebenso bieten Ihre örtlichen Stadt- und Gemeindeverwaltungen einen Bürgerservice zur Rentenberatung an. Dort erhalten Sie ebenfalls Unterstützung beim Rentenantrag. Rufen Sie an, vereinbaren Sie einen Termin und fragen Sie nach, welche Unterlagen Sie mitbringen sollen.

Worin unterscheiden sich Erwerbsunfähigkeits- und Altersrente? Was darf ich zu einer Rente hinzuverdienen? Habe ich Sozialhilfeanspruch? 185

Können Patienten mit einer Krebserkrankung eine berufliche Tätigkeit nicht mehr ausüben, können sie eine Erwerbsminderungsrente beantragen. Grundsätzlich werden diese auf drei Jahre befristet bewilligt. Verbessert sich der Gesundheitszustand nicht, kann die Rente verlängert werden. Ist nach neun Jahren keine Besserung eingetreten, kann eine unbefristete Rente bewilligt werden. Auch Selbständige können unter bestimmten Voraussetzungen eine Erwerbsminderungsrente erhalten. Voraussetzung für die Gewährung einer Erwerbsminderungsrente: die fünfjährige Wartezeit

(Mindestversicherungszeit von fünf Jahren oder 60 Monaten) und während der letzten fünf Jahre vor Eintritt der Erwerbsunfähigkeit müssen mindestens drei Jahre (36 Monate) Pflichtbeiträge gezahlt worden sein.

Die Höhe der Erwerbsminderungsrente hängt von vielen Faktoren ab. Sie wird vom Rentenversicherungsträger berechnet. Als grober Anhaltspunkt dient die Regel, dass die volle Erwerbsminderungsrente circa 30 Prozent des bisherigen Bruttoeinkommens beträgt. Auch während der Zeit der Erwerbsminderungsrente ruht der Arbeitsvertrag. Er sollte nicht gekündigt werden.

Es gibt zwei Arten von Erwerbsunfähigkeit. Die volle Erwerbsunfähigkeit liegt vor, wenn eine berufliche Tätigkeit von mindestens drei Stunden täglich unter den üblichen Bedingungen nicht mehr möglich ist. Eine teilweise Erwerbsunfähigkeit beinhaltet eine berufliche Tätigkeit von mindestens drei und maximal sechs Stunden täglich.

Wer eine Rente bezieht, darf bis zu einem gewissen Grad Geld hinzuverdienen. Wird die Höchstgrenze überschritten, wird die Rente um diesen Betrag gekürzt. Der monatliche Hinzuverdienst liegt zurzeit bei bis zu 450,00 Euro plus zwei Monatsgehälter im Jahr, also bis zu 900,00 Euro zusätzlich.

Bei einer teilweisen Erwerbsminderungsrente gelten individuelle Hinzuverdienstgrenzen. Hierzu sollte man sich beim Rentenversicherungsträger umfassend beraten lassen.

186 Ich will so gerne wieder arbeiten, aber an meinem Arbeitsplatz gibt es keine Gelegenheit für die so wichtigen Zwischenmahlzeiten. Gibt es da eine Lösung?

Nein, es sei denn, der Arbeitgeber geht bereitwillig darauf ein. Falls vorhanden, sollten Sie den Betriebsarzt oder die Personalvertretung, und wenn als schwerbehindert anerkannt auch die Schwerbehindertenvertretung auf dieses Problem ansprechen.

Dies ist aber nur sinnvoll, wenn Sie mit Ihrer Tumorerkrankung offen im Betrieb umgehen wollen und können. Wenn Sie Leistungen von Sozialversicherungsträgern in Anspruch nehmen wollen, wird dazu eine sozialmedizinische Begutachtung veranlasst werden.

Wie eine solche Rückkehr ins Berufsleben aussehen kann oder soll, wird man sich in Ruhe überlegen. Müssen an dem Arbeitsplatz vielleicht irgendwelche Dinge umgestaltet werden, damit die erforderlichen veränderten Essgewohnheiten berücksichtigt werden können?

Zwischenmahlzeiten sollten eingenommen werden können. Kann man einen vorsichtigen Wiedereinstieg planen, kann das Modell der stufenweisen Wiedereingliederung ein gutes Mittel sein, dies zu ermöglichen. Das sind Fragen, denen man sich während einer Anschlussheilmaßnahme stellt. Dort können Sozialarbeiter und Reha-Berater helfend zur Seite stehen. Diese werden auch helfen, wenn es um die Frage des Schwerbehindertenausweises geht.

Welche Vorteile hat man von einem Schwerbehindertenausweis? Kann man mit einem solchen Ausweis vorzeitig und dennoch regulär in Rente gehen? 187

Unter bestimmten Voraussetzungen (ein GdB von mindestens 50 und Nachweis von 35 Versicherungsjahren) können Sie eine Altersrente für schwerbehinderte Menschen vor dem Erreichen der Regelaltersgrenze beantragen und erhalten. Die Regelaltersgrenze wurde schrittweise, beginnend 2012, von 65 auf 67 Jahre angehoben. In gleicher Weise ändert sich auch das Eintrittsalter für die Altersrente schwerbehinderter Menschen.

Der Anspruch auf Altersrente für schwerbehinderte Menschen besteht auch dann, wenn während des Rentenbezugs die Schwerbehinderung aufgehoben wurde.

Vor dem 01.01.1952 Geborene erhalten ihre Regelaltersrente jenseits der Vollendung des 65. Lebensjahres. Als Schwerbehinderte ist das Renteneintrittsalter nach Vollendung des 63. Lebensjahres. Bei einer vorzeitigen Inanspruchnahme (ab Vollendung des 60. Lebensjahres) entsteht ein lebenslanger Abschlag von 0,3 Prozent pro Monat, den man vor Erreichen der regulären Altersgrenze in Ruhestand geht, maximal also 10,8 Prozent der Rente. Dagegen kann man als Schwerbehinderter mit Vollendung des 63. Lebensjahres (bei den darauffolgenden Jahrgängen mit entsprechender Anhebung) ohne Abschläge in Rente gehen.

188 Was ist die Flexirente und was ändert sich?

Durch das Flexirentengesetz wurde ab 2017 eine Möglichkeit eingeführt, die Altersrente und den Hinzuverdienst flexibel miteinander zu gestalten. Ziel ist es, unter Berücksichtigung der jeweiligen Lebenssituation, den Übergang vom Erwerbsleben in den Ruhestand individueller umsetzen zu können. Dieses Gesetz bringt in vielen Bereichen Änderungen mit sich, z.B. Altersrente, Erwerbsminderungsrente u.v.m.

Im Folgenden werden einige Veränderungen vorgestellt:

Vorgezogene Altersrente und Hinzuverdienst

Die Hinzuverdienstgrenzen für Menschen mit einer vorgezogenen Altersrente wurden angehoben. So können ab dem 01.07.2017 6.300 Euro im Jahr (14× 450 Euro) anrechnungsfrei hinzuverdient werden. Die bisherige monatliche Hinzuverdienstgrenze von 450 Euro wird aufgehoben. Wird der Hinzuverdienst von 6.300 Euro überschritten, wird der darüber hinausgehende Verdienst zu 40 Prozent auf die Rente angerechnet.

Erwerbsminderungsrente und Hinzuverdienst

Ab dem 01.07.2017 entfallen die bisherigen Unterschiede bei der Berechnung der Hinzuverdienstgrenzen zwischen den alten und neuen Bundesländern.

Rente wegen voller Erwerbsminderung

Bei dieser Rentenform ist auch ein Hinzuverdienst von 6.300 Euro jährlich möglich. Geht der Verdienst darüber hinaus, findet eine Anrechnung auf die Rente von 40 Prozent statt.

Bei einer befristeten vollen Erwerbsminderungsrente wurde eine Versorgungslücke geschlossen. Ein früherer Eintritt in die Erwerbsminderungsrente ist möglich, wenn der Anspruch auf Arbeitslosengeld, Krankengeld oder Krankentagegeld während der sieben Monate nach Eintritt in die Erwerbsminderung ausläuft.

Die Hinzuverdienstgrenze wird jährlich individuell berechnet. Das Einkommen, das über dieser individuellen Hinzuverdienstgrenze liegt, wird ebenso mit 40 Prozent auf die Rente angerechnet. Hier ist ebenfalls der „Hinzuverdienstdeckel“ zu beachten.

Ihre individuelle Hinzuverdienstgrenze kann der Rentenversicherungsträger für Sie berechnen.

Arbeiten über die Regelaltersgrenze hinaus

Wenn die Regelaltersgrenze erreicht ist, und Sie weiter arbeiten möchten, besteht die Möglichkeit, Ihre Rente nicht in Anspruch zu nehmen. Dann erhalten Sie für jeden Monat ohne Rentenbezug einen Rentenzuschlag von 0,5 Prozent. Sollten Sie Ihren Rentenbezug z.B. ein Jahr verzögern, erhalten Sie einen Rentenzuschlag von sechs Prozent.

Ausgleich von Rentenabschlägen durch Sonderzahlung

Wird vor Erreichen der Regelaltersgrenze eine Altersrente in Anspruch genommen, wird ein Abschlag auf die Rente vorgenommen, in der Regel 0,3 Prozent pro Monat. Ab dem 01.07.2017 können diese Abschläge durch Sonderzahlung bereits ab dem 50. Lebensjahr (neu) ausgeglichen werden.

Eine individuelle Berechnung Ihrer Sonderzahlung können Sie bei den Beratungsstellen der Deutschen Rentenversicherung erfragen.

Prävention

Ein spezielles Präventionsprogramm (Vorsorgeprogramm) wird von der Rentenversicherung angeboten. In dieser Maßnahme werden Informationen zu Themen wie „Gesunde Ernährung“, „Bewegung“ und „Stressmanagement“ in Gruppen bis zu 15 Teilnehmern berufsbegleitend vermittelt. Unter „praevention.drv.info“ können Sie sich über die Präventionsleistungen der Rentenversicherung informieren.

Nachsorge

Nachsorgeprogramme wie z.B. „IRENA“ (Intensivierte Reha-Nachsorge) unterstützen den Erfolg einer Rehabilitationsmaßnahme. Während der Rehabilitation kann die Reha-Klinik eine solche Nachsorgemaßnahme empfehlen. Ein Nachsorgeprogramm ist aus verschiedenen Modulen zusammengesetzt, wie z.B. Physiotherapie, Schulungen, und kann berufsbegleitend durchgeführt werden. Im „Flexirentengesetz“ wird für Patienten mit onkologischen Erkrankungen geregelt, dass die Deutsche Rentenversicherung Kostenträger für die Rehabilitationsmaßnahme ist.

Q. Soziales

189 Welche Zuzahlungen muss ich leisten? Gibt es dafür eine Belastungsgrenze?

Gesetzlich krankenversicherte Menschen haben zwar grundsätzlich ein Recht auf medizinische Versorgung. Sie müssen jedoch immer häufiger Zuzahlungen leisten. Dies betrifft Arzneimittel, Hilfsmittel, Heilmittel, Fahrtkosten, Krankenhausbehandlung, häusliche Krankenpflege, Haushaltshilfen.

Manche verschreibungspflichtige Medikamente haben Festbeträge. Dann erstattet die Krankenkasse nur den Betrag, der für eine Gruppe von vergleichbaren Präparaten festgelegt wurde. Erhalten Sie ein Arzneimittel, welches mehr als den Festbetrag kostet, müssen Sie die Mehrkosten selbst bezahlen, auch wenn Sie von der Zuzahlung befreit sind. Medikamente, die ohne Rezept in der Apotheke käuflich sind, werden nicht mehr von den gesetzlichen Krankenkassen erstattet. Für krebserkrankte Patienten gibt es jedoch Sonderregelungen bezüglich dieser Präparate. Informationen hierzu können Sie von Ihrer Krankenkasse erhalten.

Damit chronisch Kranke, Behinderte und finanziell Benachteiligte nicht finanziell überfordert werden, gibt es sogenannte Belastungsgrenzen. Werden diese überschritten, entfallen für den Rest des Jahres weitere Zuzahlungen. Die Belastungsgrenze wird nach dem Familieneinkommen berechnet. Der Versicherte, einschließlich seiner mitversicherten Familienangehörigen, muss höchstens zwei Prozent des jährlichen Familienbruttoeinkommens für Zuzahlungen aufwenden. Das Familienbruttoeinkommen umfasst alle Einkünfte des Versicherten und seiner Angehörigen, also nicht nur die Lohneinkommen, sondern auch Zins-, Miet- oder Pachteinnahmen. Für schwer chronisch Kranke gilt eine reduzierte Belastungsgrenze von ein Prozent des jährlichen Familienbruttoeinkommens. Auch Patienten mit Krebserkrankungen des oberen Gastrointestinaltraktes können von der reduzierten Belastungsgrenze profitieren. Durch Freibeträge kann sich für Familien die Belastungsgrenze reduzieren. Haben Sie die Belastungsgrenze erreicht, können Sie bei

Ihrer Krankenkasse eine Bescheinigung beantragen, damit weitere Zuzahlungen wegfallen.

Was ist ein Schwerbehindertenausweis? 190

Als Krebspatient kann man beim Versorgungsamt einen Schwerbehindertenausweis beantragen. Dazu wird der Grad der Behinderung (GdB) ermittelt und festgestellt. Er wird in Zehnerschritten von 0 bis 100 festgestellt. Ab einem GdB von 50 erhalten Sie einen Schwerbehindertenausweis. Patienten mit einer Krebserkrankung erhalten in der Regel den Grad der Behinderung für fünf Jahre. Nach Ablauf dieser sogenannten Heilungsbewährung findet eine Nachprüfung statt. Dabei wird entschieden, ob der GdB und somit der Schwerbehindertenausweis verlängert wird oder nicht.

Wie kann ich einen Schwerbehindertenausweis bekommen? 191

Um einen Schwerbehindertenausweis zu erhalten, muss man einen Antrag stellen. Zuständig für die Antragstellung sind die Versorgungsämter. Eine Liste der regionalen Versorgungsämter finden Sie im Internet unter www.integrationsaemter.de.

Die Sozialleistungsträger sind zur Auskunft und Beratung verpflichtet. Sie müssen beim Ausfüllen der Formulare unterstützen. Im Antrag müssen die behandelnden Ärzte, Krankenhäuser und Rehabilitationskliniken angegeben werden, von denen Sie behandelt wurden. Dabei entbindet man die behandelnden Ärzte und Kliniken von der Schweigepflicht. Der Schwerbehindertenausweis kann zweimal verlängert werden. Danach muss ein Neuantrag gestellt werden.

Informationen zu den versorgungsmedizinischen Grundsätzen, die zur Einschätzung des Grads der Behinderung (GdB) herangezogen werden, kann man auf der Homepage des Bundesministeriums für Arbeit und Soziales (www.bmas.de) finden.

Liegen mehrere Behinderungen vor, werden diese nicht addiert, sondern es wird das Zusammenwirken aller Behinderungen gewertet.

192 Was bedeutet „behindert“ und „schwerbehindert“?

a) allgemeine Bedeutung

Das Wort Behinderung bezeichnet, dass ein Mensch in Folge einer chronischen Krankheit oder einer anderen Schädigung gegenüber einem gleichaltrigen Nichtbehinderten benachteiligt ist. Die Weltgesundheitsorganisation WHO unterscheidet hierbei zwischen der eigentlichen Krankheit (disease), dem dadurch bedingten Organschaden (impairment), der in dessen Folge eingetretenen Funktionseinschränkung (disability) und der Beeinträchtigung, wie sie der Behinderte erlebt (handicap).

b) nach dem Schwerbehindertengesetz

Menschen sind behindert, wenn ihre körperliche Funktion, geistige Fähigkeit oder seelische Gesundheit mit hoher Wahrscheinlichkeit länger als sechs Monate vom dem für das Lebensalter typischen Zustand abweichen und daher ihre Teilnahme am Leben in der Gesellschaft beeinträchtigt ist. Sie sind von Behinderung bedroht, wenn die Beeinträchtigung zu erwarten ist.

Menschen sind schwerbehindert, wenn bei Ihnen ein Grad der Behinderung (GdB) von wenigstens 50 vorliegt und sie ihren Wohnsitz, ihren gewöhnlichen Aufenthalt oder ihre Beschäftigung auf einem Arbeitsplatz im Sinne des § 73 rechtmäßig im Geltungsbereich des Gesetzbuches SGB IX, also in Deutschland, haben.

193 An wen wende ich mich wegen des Antrages zur Anerkennung einer Schwerbehinderung? Wie lange wird das dauern?

Der Antrag wird an das zuständige Versorgungsamt (in den einzelnen Bundesländern an das zuständige Landratsamt, von dort an die Integrationsämter) gerichtet. Antragsvordrucke gibt es bei den Versorgungsämtern, Sozialämtern, den kommunalen Bürgerbüros, den Behindertenverbänden, bei den Schwerbehindertenvertretungen in den Betrieben und Behörden sowie bei Sozialfachdiensten in Kliniken und Reha-Einrichtungen. Die Bearbeitungsdauer beträgt Wochen bis Monate. Es gilt jedoch das Datum der Antragstellung.

Was bedeutet ein GdB von 50? Warum ist das zeitlich befristet? 194

Nach Festlegung des Grades der Behinderung erhält der Antragsteller vom Versorgungsamt einen Feststellungsbescheid. Ab einem GdB von 50 bekommt man einen Schwerbehindertenausweis. Bei Verschlechterung des Gesundheitszustandes kann ein Antrag auf Erhöhung des GdB gestellt werden. Für alle Krebspatienten gilt, es besteht eine zeitliche Befristung von zwei, drei oder fünf Jahren. Diese Zeit ist die sogenannte Heilungsbewährung. Danach findet eine Nachprüfung vom Amt für Soziales statt.

Menschen mit Behinderungen haben oft hohe Kosten für Medikamente, Hilfsmittel und Therapien. Damit sie diese nicht alle in der Steuererklärung geltend machen müssen, gibt es einen sogenannten Behindertenpauschbetrag. Die Höhe richtet sich nach dem Grad der Behinderung.

Nachteilsausgleiche sind Vorteile, die behinderten Personen zustehen. Die Höhe der Nachteilsausgleiche richtet sich nach dem Grad der Behinderung. Sie besteht im Kündigungsschutz, Zusatzurlaub, Freistellung von Mehrarbeit, Ermäßigung der Schulpflichtstunden für Lehrer, zusätzlich gibt es Unterstützung bei Fahrten, z.B. in öffentlichen Verkehrsmitteln oder eine Kfz-Steuer-Ermäßigung, des Weiteren Rundfunkbeitragsbefreiung, Ermäßigung der Telefongebühren.

Zudem gibt es eine Altersrente für schwerbehinderte Menschen.

Welche Nachteilsausgleiche bringt mir ein solcher Ausweis? Hilft mir das weiter? Soll ich tatsächlich einen Antrag stellen? 195

Kündigungsschutz:

Ab einem Grad der Behinderung (GdB) von 50 besteht ein besonderer Kündigungsschutz.

Gleichstellung:

Personen mit einem Grad der Behinderung von weniger als 50, aber mindestens 30, können auf Antrag von der Agentur für Arbeit schwerbehinderten Menschen gleichgestellt werden, wenn sie in Folge ihrer Behinderung ohne die Gleichstellung einen geeigneten Arbeitsplatz nicht erlangen oder behalten können.

Zusatzurlaub:

Menschen mit einer für das ganze Kalenderjahr anerkannten Schwerbehinderung erhalten einen Zusatzurlaub von fünf Tagen pro Jahr. Gleichgestellte erhalten keinen Zusatzurlaub.

Schwerbehinderte und gleichgestellte behinderte Menschen können Teilzeitarbeit bei ihrem Arbeitgeber beantragen, wenn die Arbeitszeitverkürzung wegen der Art oder der Schwere der Behinderung notwendig ist (SGB IX § 81 Abs. 5 und Teilzeitarbeitsgesetz).

Außerdem gibt es die Möglichkeit einer vorgezogenen Altersrente für Schwerbehinderte, nicht aber für Gleichgestellte. Zudem gibt es Vergünstigungen nach dem Einkommensteuergesetz (Pauschbeträge), wenn gleichzeitig eine dauernde Beeinträchtigung der Beweglichkeit besteht.

Ab einem Grad der Behinderung von 25 können Sonderleistungen im Arbeits- und Berufsleben möglich werden wie z.B. technische Arbeitshilfen, eine Arbeitsassistenz oder Maßnahmen zur Erhaltung und Erweiterung der beruflichen Kenntnisse und Fertigkeiten.

196 Muss ich meinem Arbeitgeber die Anerkennung mitteilen?

Die Frage des Arbeitgebers nach der Schwerbehinderung bei Bewerbungen wurde in der Rechtsprechung des Bundesarbeitsgerichts bislang als zulässig angesehen. Seit der gesetzlichen Neuregelung des Diskriminierungsverbots durch das Gleichbehandlungsgesetz (AGG) ist die Frage nach überwiegender Meinung aber unzulässig und darf, wenn Sie trotzdem gestellt wird (ähnlich wie die Frage nach einer bestehenden Schwangerschaft) folgenlos wohl auch dann verneint werden, wenn formell die Schwerbehinderteneigenschaft festgestellt ist.

Anders sieht es mit der Frage nach Behinderungen aus. Diese Frage darf gestellt werden, wenn sie einen konkreten Bezug zu dem geplanten Arbeitsplatz hat.

Man muss nun abwarten, wie das Bundesarbeitsgericht Streitfälle um solche Fragen künftig entscheidet und ob dadurch die Rechtslage klarer wird.

Kann ich mit dem Ausweis auf allen Behindertenparkplätzen parken? 197

Das Parken auf Behindertenparkplätzen kann nur erfolgen, wenn man eine sogenannte Parkerleichterung bekommt. Dies bedeutet, wenn das Kennzeichen „aG“ im Schwerbehindertenausweis eingetragen ist, darf auf gekennzeichneten Behindertenparkplätzen geparkt werden. Die Plakette muss bei der örtlichen Straßenverkehrsbehörde beantragt werden. An einigen Bahnhöfen der Deutschen Bahn dürfen Schwerbehinderte mit dem Kennzeichen „aG“ auf Kundenparkplätzen der Deutschen Bahn unentgeltlich parken. Zudem gibt es Beitragsermäßigungen bei den Automobilclubs. Auch beim Neukauf eines Autos bieten einige Hersteller Behindertenrabatte an.

Schwerbehinderte mit dem Merkzeichen „G aG“ oder „GI“ können öffentliche Verkehrsmittel unentgeltlich nutzen.

Wie kommt das Versorgungsamt zur Bewertung meiner Behinderung? 198

Mit dem Antrag auf Feststellung einer Behinderung ermächtigen Sie das Versorgungsamt, Auskünfte bei Ihren behandelnden Ärzten, Kliniken, Sozialversicherungen und Behörden einzuholen. Ein vom Versorgungsamt beauftragter Arzt entscheidet dann in der Regel nach Aktenlage über den Grad Ihrer Behinderung und eventuell besondere gesundheitliche Merkmale (z.B. erhebliche Gehbehinderung). Lässt die Aktenlage eine hinreichend sichere Entscheidung nicht zu, wird er Sie zu einer Untersuchung zu sich bitten. In der Regel wird der Grad der Behinderung für eine begrenzte Zeit zuerkannt. Nachbegutachtungen, die auch eine Rückstufung ergeben können, sind möglich. Der Grad der Behinderung wird aufgrund von Tabellen festgelegt.

Was mache ich, wenn ich diese Bewertung für zu niedrig halte? 199

Wenn das Versorgungsamt Ihren Antrag ablehnt oder einen Ihrer Ansicht nach zu niedrigen Grad der Behinderung feststellt, haben Sie die Möglichkeit, innerhalb eines Monats nach der Zustellung des Bescheids schriftlich Widerspruch dagegen einzulegen. Dazu eignet sich zum Beispiel die Formulierung: „Gegen den Bescheid vom (Datum einsetzen) lege ich hiermit Widerspruch ein. Gleichzeitig fordere ich Akteneinsicht. Eine Widerspruchsbegründung erfolgt nach Akteneinsicht.“ Diese Akteneinsicht ist wichtig, damit Sie sehen, welche Ärzte und Kliniken gehört worden sind und wie das Versorgungsamt zu seiner Entscheidung gekommen ist. Wenn Sie das wissen, können Sie Ihren Widerspruch besser begründen.

Bleibt der Widerspruch erfolglos, kann Klage beim Sozialgericht erhoben werden. Für die Klage selbst wird kein Anwalt benötigt, das Gerichtsverfahren ist – bislang – auch kostenfrei.

200 Wie lange bekomme ich Krankengeld? Was passiert danach?

Zunächst erhalten Sie in der Regel sechs Wochen die Entgeltfortzahlung durch ihren Arbeitgeber. Das Krankengeld wird von der Krankenkasse für insgesamt 78 Wochen gewährt. An oder während der Krankengeldzahlung kann sich eine Rehabilitationsmaßnahme anschließen. Danach erfolgt die Aussteuerung aus der Krankenkasse. Dies bedeutet, dass ihre Krankenkasse aufgrund der Überschreitung des Zeitraumes von 78 Wochen die Zahlung des Krankengeldes einstellt. Schon während des Krankengeldbezuges, jedoch spätestens vor Ablauf der 78-Wochen-Frist, nimmt die Krankenkasse in der Regel mit dem Versicherten Kontakt auf und weist darauf hin, dass ein Antrag auf Rehabilitation oder Rente wegen Erwerbsminderung gestellt werden soll. Bei einer Aussteuerung haben Sie auch eine Möglichkeit, nämlich Arbeitslosengeld bei Arbeitsunfähigkeit zu erhalten, selbst wenn Sie gar nicht arbeitslos sind. Um das Arbeitslosengeld zu erhalten, müssen Sie einen Antrag bei Ihrer örtlichen Agentur für Arbeit stellen.

Folgende Voraussetzungen gelten für das Arbeitslosengeld bei Arbeitsunfähigkeit:

Neben der Arbeitsunfähigkeit ist dies die Arbeitslosigkeit oder bei Bestehen eines Arbeitsverhältnisses die Voraussetzung der eingeschränkten Leistungsfähigkeit, in der Sie innerhalb der letzten sechs Monate nicht in der Lage waren, 15 Wochenstunden zu arbeiten. Weitere Voraussetzungen sind Erfüllung der Anwartschaftszeit und dass weder eine Erwerbsminderungsrente noch eine medizinische Rehabilitation beantragt wurden. Die Höhe des Arbeitslosengeldes bei Arbeitsunfähigkeit richtet sich in der Regel nach dem Verdienst der letzten 52 Wochen vor Arbeitsunfähigkeit.

Worin unterscheiden sich Grundsicherung, Arbeitslosengeld I und Arbeitslosengeld II? 201

Lässt sich der Lebensunterhalt nicht mehr aus dem eigenen Einkommen und Vermögen decken, können Sie eine Grundsicherungsleistung erhalten. Dies muss beim zuständigen Sozialamt beantragt werden. Der Antrag kann nicht rückwirkend gestellt werden. Daher muss der Antrag rechtzeitig bzw. frühzeitig gestellt werden. Dies umfasst entweder Sozialhilfe wie die Grundsicherung im Alter oder bei Erwerbsminderungsrente bzw. die Grundsicherung für Arbeitssuchende, d.h. Arbeitslosengeld II (umgangssprachlich HARTZ IV) und Sozialgeld. Die Grundsicherung kann verschiedene Leistungen umfassen, wie den Regelsatz der Sozialhilfe, Aufwendungen für Unterkunft und Heizung, Kranken- und Pflegeversicherung bzw. Mehrbedarfszuschlag.

Die Grundsicherung für Arbeitssuchende/Arbeitslosengeld II (ALG II) erhalten hilfsbedürftige erwerbsfähige Menschen. Die Beträge setzen sich ebenfalls aus dem Regelbedarf und den Kosten für Unterkunft und Heizung zusammen. Der Regelbedarf wird vom Bund bezahlt, Unterkunft und Heizung übernimmt der Landkreis.

Das Sozialgeld ist eine Leistung, die Angehörige Hilfsbedürftiger unterstützen soll. Demnach erhalten Sozialgeld nicht erwerbsfähige Angehörige, die in einer Bedarfsgemeinschaft mit dem Hilfsbedürftigen leben.

Was ist eine Patientenverfügung? 202

Mit einer Patientenverfügung kann man für den Fall vorsorgen, dass man nicht mehr in der Lage ist, seinen Willen zu äußern und Entscheidungen selbst zu treffen. Es ist z.B. möglich vorab zu bestimmen, ob man auf lebenserhaltende Maßnahmen verzichten möchte, wenn keine Aussicht mehr besteht, das Bewusstsein wieder zu erlangen. Ohne eine solche Patientenverfügung müssen die behandelnden Ärzte das Leben mit allen Mitteln erhalten und diese Maßnahmen durchführen. Eine Patientenverfügung muss im Zustand der Einwilligungsfähigkeit schriftlich verfasst sein. Sie muss vom Patienten unterschrieben werden. Eine notarielle Beglaubigung ist nur dann notwendig, wenn der Patient nicht in der Lage ist, selbst zu unterschreiben. Ausführliche Informationen zur Patientenverfügung mit Formulierungsvorschlägen findet man in einer Broschüre des Bundesjustizministeriums (http://www.bmjv.de/SharedDocs/Publikationen/DE/Patientenverfuegung.pdf).

Es ist sinnvoll, Angehörige und Freunde darüber zu informieren, wo Ihre Patientenverfügung zu finden ist, damit sie im Fall des Falles gefunden und beachtet werden kann. Es ist möglich, sie gegen eine geringe Gebühr zusammen mit einer Vorsorgevollmacht beim Vorsorgeregister der Bundesnotarkammer im Internet (www.vorsorgeregister.de) zu hinterlegen. Ärzte und Krankenhäuser können über dieses Register von überall her auf Ihre Vorsorgevollmacht und Patientenverfügung zugreifen.

203 Was ist eine Vorsorgevollmacht? Was ist der Unterschied zu einer Betreuungsverfügung?

Mit einer Vorsorgevollmacht beauftragt man eine andere Person damit, in einer Notsituation für den Vollmachtgeber Entscheidungen zu treffen und zu handeln. In der Vorsorgevollmacht kann man bestimmen, für welche Bereiche diese gelten soll, z.B. für Behandlungsentscheidungen, für den Aufenthaltsort oder für finanzielle Angelegenheiten. Liegt eine solche Vorsorgevollmacht nicht vor, muss das Vormundschaftsgericht einen Betreuer bestellen, der diese Entscheidungen trifft und Handlungen vornimmt. Mit der Vorsorgevollmacht kann man somit eine Person seines Vertrauens für diese Tätigkeiten bestimmen.

Eine Vorsorgevollmacht setzt ein sehr großes Vertrauen voraus, weil man einer Person sehr weitgehende Rechte einräumt, die auch missbraucht werden könnten. Statt einer Vorsorgevollmacht kann man eine Betreuungsverfügung erlassen. Damit wird bestimmt, wer vom Gericht als Betreuer eingesetzt werden soll, wenn man nicht mehr in der Lage ist, seine Angelegenheiten selbst zu regeln. Die Tätigkeit des Betreuers wird vom Gericht überwacht. Notare und Rechtsanwälte können über die Vor- und Nachteile von Vorsorgevollmacht und Betreuungsverfügung informieren und bei der Erstellung helfen.

R. Alternative oder komplementäre Behandlungen

Der Tumor ist weit fortgeschritten. Man hat mir gesagt, man könne nicht mehr behandeln. Eine Operation sei nicht mehr sinnvoll und eine Chemotherapie komme auch nicht mehr in Frage. Was kann ich tun? 204

Wenn man keinen Sinn mehr sieht in einer weiteren Behandlung, so hat man sich bestimmt schon ausführlich Gedanken gemacht über Vor- und Nachteile der Behandlungsmöglichkeiten. Das heißt aber nicht, dass man Ihnen nicht dennoch helfen kann. Aber dann stehen eher die Beschwerdelinderung und der Erhalt von Selbständigkeit im Vordergrund.

Mir wurden Naturheilverfahren empfohlen. Helfen die überhaupt? Mein Arzt hält nichts davon. Soll ich ihm davon erzählen? 205

Dagegen ist nichts einzuwenden, wenn mit diesen Naturheilverfahren ergänzende Maßnahmen gemeint sind, die der eigentlichen Therapie zugeschaltet werden, um so zur zusätzlichen körperlichen und seelischen Stabilisierung beizutragen. Vielmehr kann es ein sinnvoller zusätzlicher Baustein im Gesamtkonzept sein. Das sollte man aber mit seinem Arzt besprechen.

Wenn sich allerdings unter diesem Begriff alternative Therapiekonzepte verbergen, ist möglicherweise Vorsicht geboten, vor allem wenn diese eine Ausschließlichkeit propagieren.

Man hat mir alternative Heilmethoden empfohlen. Die kosten aber viel Geld. Wie kann ich wissen, ob das seriöse oder unseriöse Angebote sind? 206

Als Krebspatient möchte man sich umfassend informieren und auch offen sein für andere Behandlungsideen. Es gibt viele Angebote von alternativen Therapien, die auf Spekulationen oder unbewiesenen, formal aber stimmig erscheinenden Theorien beruhen.

Wissenschaftlich nachgewiesen sind die Erfolge solcher vielversprechenden Angebote in der Regel nicht, zumindest nicht nach wissenschaftlich zuverlässigen Kriterien.

Es gibt eine neutrale Ansprechadresse, den Krebsinformationsdienst in Heidelberg (KID), den man bei Fragen der Glaubwürdigkeit zu Rate ziehen kann. Man sollte solche Angebote auch mit seinem Onkologen besprechen oder sich sonst eine zweite Meinung einholen. Es gibt einige Kriterien, mit der man die Seriosität prüfen kann:

- Gibt die Therapie vor, universell einsetzbar zu sein?
- Wie werden die Erfolgsaussichten dargestellt?
- Wird die Therapie der Schulmedizin entgegengestellt?
- Sind wissenschaftliche Studien bekannt? Wo sind diese veröffentlicht?
- Findet eine vernünftige Aufklärung über Nebenwirkungen und Risiken statt?

207 Was kann ich von den Informationen halten, die ich im Internet gelesen habe?

Man wird die unterschiedlichsten Meinungen antreffen, seriöse, wie sehr spekulative Informationen. Insbesondere sollten Sie sich vor zu großspurigen Heilsversprechungen hüten. Im Anhang finden sie einige seriöse Informationsquellen. Wikipedia ist mit Sicherheit eine sehr gut fundierte Art der Wissensvermittlung, heute aber sind die Beiträge teilweise so wissenschaftlich geworden, dass Wikipedia eher für das Fachpersonal als für den mündigen, aber normalen Bürger geeignet ist.

Auf Grund der Vielfalt auch widersprüchlicher Informationen aus dem Internet, ist man dann doch wieder auf seine Ansprechpartner, wie den Arzt seines Vertrauens angewiesen, der einem bezüglich des Wahrheitsgehaltes oder der Relevanz der verschiedenen Quellen abzuwägen hilft.

S. Selbsthilfe, Selbsthilfeorganisationen und weiterführende Literatur

Gibt es Selbsthilfegruppen, in denen Patienten mit demselben Schicksal vertreten sind? 208

Kontaktadressen von Selbsthilfegruppen für Krebskranke in der Nähe Ihres Wohnortes können Sie bei der Nationalen Kontakt- und Informationsstelle zur Anregung und Unterstützung von Selbsthilfegruppen NAKOS bekommen (www.nakos.de). Falls es keine Selbsthilfegruppe zu ihrer Erkrankung in erreichbarer Entfernung gibt, können Sie sich an eine Gruppe wenden, die sich diagnoseübergreifend mit Krebs beschäftigt.

Ohne direkten persönlichen Kontakt ist ein Erfahrungsaustausch über Foren im Internet möglich. Solche Foren finden Sie etwa bei www.selbsthilfe-interaktiv.de.

Betroffene von Pankreasoperationen können sich an die Arbeitsgemeinschaft der Pankreatektomierten AdP wenden (www.bauchspeicheldruese-pankreas-selbsthilfe.de).

Wo kann ich mich weiter schlau machen? 209

- Bundeszentrale für gesundheitliche Aufklärung (www.bzga.de)
- Deutsche Gesundheitshilfe e.V. (www.gesundheitshilfe.de)
- Deutsche Krebsgesellschaft und ihre Landesverbände (www.krebsgesellschaft.de)
- Deutsche Krebshilfe (www.krebshilfe.de), mit ihren guten Broschüren
- Deutsche Gesellschaft für Ernährung e.V. (www.dge.de)
- Krebsinformationsdienst (www.krebsinformationsdienst.de) bietet unter der Telefonnummer 0800 4203040 auch telefonische Beratung an
- Deutsche Arbeitsgemeinschaft für Psychosoziale Onkologie (www.dapo-ev.de)
- Psychosoziale Beratungsstellen (www.dajeb.de)
- Tumor-Informations-Dienst Essen – TIDE

- UPD Unabhängige Patientenberatung Deutschland (www.patientenberatung.de)
- Onko-Internetportal der Deutschen Krebsgesellschaft (www.krebsgesellschaft.de/onko-internetportal/onko-internetportal.html)

210 Gibt es gute Bücher? Welche Literatur ist empfehlenswert, die mir als Patient weiterhelfen?

Broschüren der Deutschen Krebshilfe (www.krebshilfe.de)

211 Welche anderen Zugänge zu Informationen gibt es? Vorträge für Patienten?

Selbsthilfegruppen stellen sich und ihre Angebote oftmals in Kliniken und in Onkologischen Praxen vor. Fragen Sie Ihren behandelnden Arzt.

T. Anhang

Tabelle zum Fettgehalt von Nahrungsmitteln

Die Enzymsubstitution sollte als Einstieg 1.000 bis 2.000 IE pro Gramm Fett betragen.

Tabelle 4
Fettgehalt von Lebensmitteln

	g Fett
Suppen (Portion à 250 ml)	
Milchsuppe 3,5% Fett	8
Klare Brühe	5
Cremesuppe	10
Eintopf (Portion à 300 ml)	
Gemüseeintopf ohne Fleisch	3
Gemüseeintopf mit Fleisch	10
Wurst/Aufschnitt (Scheibe à 30 g)	
Bierwurst	6
Blutwurst	9
Corned Beef, deutsch	2
Geflügelbrustaufschnitt	1
Kalbsleberwurst	11
Lachsschinken	1
Lyoner	8
Salami	10
Schinken, gekocht	1
Schinkenspeck	10
Schinken, westf. Knochenschinken	2
Teewurst	11
Käse (Scheibe à 30 g)	
Frischkäse 60% Fett i. Tr.	8
Frischkäse 30% Fett i. Tr.	3
Schnittkäse 40-60% Fett i. Tr.	10
Schnittkäse 30% Fett i. Tr.	5
Weichkäse 60% Fett i. Tr.	10
Weichkäse 30% Fett i. Tr.	5

	g Fett
Quark (Portion à 100 g)	
Magerquark	0
Speisequark 20%	5
Speisequark 40%	11
Milchprodukte	
Milch 1,5% Fett (200 ml)	3
Milch 3,5% Fett (200 ml)	7
Buttermilch (200 ml)	1
Kondensmilch (7,5 g) 10% Fett	1
Kondensmilch (7,5 g) 4% Fett	0
Sahnejoghurt (150 g)	15
Joghurt 3,5% Fett (150 g)	5
Sahne (30 g)	7
Eiscreme (1 Kugel)	9
Fette/Öle	
Öl (1 EL)	12
Butter/Margarine 10 g	8
Mayonnaise 80% Fett (25 g/1 EL)	21
Salatmayonnaise 50% Fett (25 g/1 EL)	13
Fisch (Portion à 100 g)	
Forelle	3
Rotbarsch	4
Scholle	2
Hering	15
Lachs	14
Fischzubereitungen (à 100 g)	
Bismarckhering	16
Hering in Gelee	13
Hering in Tomatensoße	15
Rollmops	15
Thunfisch in Öl (50 g)	10
Makrele geräuchert	16
Fleisch/Geflügel/Wild (à 150g)	
Schweinefilet	3
Kotelett (Schwein)	12
Bauchfleisch (Schwein)	31
Hackfleisch (halb und halb)	20
Hähnchenbrust ohne Haut	2
Hähnchenbrust mit Haut	9
Ente/Gans	25
Hirsch	5
Rehrücken	6
Ei (Klasse M)	7
Mett (50 g)	14

	g Fett
Wurstzubereitungen	
Wiener Würstchen (1 Paar)	20
Frikadelle 150 g	15
Bratwurst	43
Kartoffelerzeugnisse	
Püree mit Milch (200 g)	2
Kartoffelpuffer (150 g/3 Stück)	18
Kroketten (ca. 4 Stück)	10
Bratkartoffeln (200 g)	16
Pommes frites (150 g)	13
Kartoffelsalat (200 g)	6
Süßigkeiten/Knabbereien	
Schokolade (100 g)	32
Schokolade (1 Riegel)	6
After Eight (5 Stück)	5
Mon Cheri (5 Stück)	10
Rocher (2 Stück)	10
Duplo (1 Riegel)	6
Marzipankartoffeln (10 Stück)	10
Dominosteine (5 Stück)	10
Kartoffelchips (50 g)	20
Kekse/Gebäck	
Butterkeks (5 Stück)	5
Doppelkeks mit Kakaocremefüllung (2 Stück)	10
Nussecke (1 Stück)	15
Rührkuchen (1 Stück)	10
Kuchen Hefeteig (1 Stück)	5
Schwarzwälder Kirschtorte (1 Stück)	20
Aachener Printen (3 Stück)	12
Christstollen (1 Scheibe)	20
Lebkuchen (5 Stück)	25

Folgende Lebensmittel sind fast ohne Fett (0,1-1,5%) und benötigen daher keine Enzyme:

- fast alle Obstsorten, Ausnahme: Avocado,
- fast alle Gemüsesorten und Salate (ohne Soße), Ausnahme: Kichererbsen, Soja,
- Getränke (Wasser, Kaffee, Tee, Saft, Saftschorlen, Limonade).

Tabelle zum Eiweißgehalt in Lebensmitteln

Um den Eiweißbedarf zu decken, kommt es nicht nur auf die Menge an Eiweiß (Protein) an, sondern auch auf die Qualität, die biologische Wertigkeit, d.h. wieviel körpereigenes Eiweiß daraus hergestellt werden kann. Besonders aus tierischen Eiweißen kann der Körper gut körpereigenes Eiweiß aufbauen. Noch besser ist die Ausnutzung, wenn tierische und pflanzliche Lebensmittel kombiniert werden, z.B. Hühnerei + Kartoffel, Milch + Weizenmehl, Milch + Kartoffel, Milch + Haferflocken.

Anhand der Tabelle können Sie die tägliche Eiweißzufuhr schnell berechnen.

Tabelle 5
Eiweißgehalt von Lebensmitteln

Lebensmittel	Menge	Eiweißgehalt
Fleisch	100 g	20 g
Fisch	100 g	20 g
Geflügel	100 g	20 g
Wurst (1 Scheibe)	25 g	5 g
Käse (1 Scheibe)	25 g	5 g
Milch (kleines Glas)	125 ml	5 g
Quark (2 Esslöffel)	50 g	10 g
Joghurt (3 Esslöffel)	125 g	5 g
Hühnerei (Größe M)	60 g	8 g
Nüsse	25 g	5 g
Kartoffeln (2 kleine)	100 g	2 g
Brot (Scheibe)	50 g	3 g
Brötchen	50 g	3 g
Haferflocken (1 Esslöffel)	15 g	2 g
Sojamilch (kleines Glas)	125 ml	5 g

Obst und Gemüse enthalten kaum verwertbares Eiweiß. Zur Ergänzung der Eiweißzufuhr kann man ein Eiweißkonzentrat oder auch Magermilchpulver (Vorsicht, wenn Sie eine Milchzuckerunverträglichkeit haben) verwenden.

Tabelle mit empfohlenen Lebensmitteln

„Mit Vorsicht“ bedeutet in dieser Tabelle ***nicht*** „verboten“. „Empfehlenswert“ bedeutet, dass diese Lebensmittel in kleinen Portionen gut verträglich sind, aber es gibt auch individuelle Unverträglichkeiten! Beachten Sie bei fettreichen Lebensmitteln und Zubereitungen die Enzymdosierung, wenn erforderlich.

Tabelle 6
Empfehlenswerte Lebensmittel

Empfehlenswert	Mit Vorsicht
Fette/Öle	
Margarine, Diätmargarine, Halbfettmargarine, Butter, Öle	Schmalz, Speck, Plattenfette, Mayonnaise
Kartoffeln/Beilagen	
Pellkartoffeln, Salzkartoffeln, Kartoffelpüree, Kartoffelklöße, Nudeln, Semmelklöße, Hirse, geschälter Reis	fettreiche Kartoffelzubereitungen wie z.B. Pommes frites, Reibeplätzchen, Bratkartoffeln, Kroketten, Rösti, Kartoffelsalat *ggf. Enzymdosierung erhöhen*
Gemüse	
Möhren, Zucchini, Fenchel, Spinat, Sellerie, Tomate, Spargel, Rote Beete, extra feine Erbsen, Schlangengurke, Kohlrabi, Broccoli, Blumenkohl, Prinzessbohnen, Blattsalate	Zwiebeln, Hülsenfrüchte, Weißkohl, Rotkohl, Grünkohl, Rosenkohl, Paprika, Lauch, Pilze, Silberzwiebeln, Gurke, Rettich, Dicke Bohnen *Kohlgemüse kann durch vorheriges Blanchieren und/oder durch die Zugabe von Kümmel bekömmlicher werden.* *ggf. Enzymdosierung erhöhen*
Obst und Nüsse	
Kompott, Banane, Erdbeere, Papaya, Himbeere, Brombeere, Pfirsich, Mango, Melone, Apfel frisches Obst in kleinen Portionen austesten	Pflaumen, Kirschen, Mirabellen, Stachelbeeren (sind als Kompott besser geeignet) Orangen, Mandarinen, Pampelmuse, Nüsse, Mandeln, Studentenfutter *ggf. Enzymdosierung beachten*
Fisch und Krustentiere	
Forelle, Scholle, Seelachs, Kabeljau, Rotbarsch, Goldbarsch, Hecht, Krabben, Muscheln	Hering, Aal, Makrele, Karpfen, Heilbutt, Fischkonserven panierte und frittierte Fischgerichte *ggf. Enzymdosierung erhöhen*
Milch und Milchprodukte	
Milch, Joghurt, Dickmilch, Buttermilch, Kefir, selbsthergestelltes Früchtejoghurt, Quark, Käse	Sahne, Creme fraiche, fetter Käse *ggf. Enzymdosierung erhöhen*

Empfehlenswert	Mit Vorsicht
Fleisch und Geflügel	
Alles gut gegarte Rind-, Kalb-, Schweinefleisch, Hähnchen, Pute, Taube, Fasan, Kaninchen, Hase, Reh, Hirsch, Wildschwein Frikadellen, Fleischbällchen, Sauce Bolognese *Auf eine magere Zubereitung achten*	Fleisch mit hohem Fettgehalt vom Rind und Schwein, Ente, Gans, stark gepökeltes Fleisch, panierte und frittierte Fleischgerichte *ggf. Enzymdosierung erhöhen*
Wurstwaren	
Wurst mit niedrigem Fettgehalt: Geflügelwurst, Aspik Schinken roh oder gekocht ohne Fettrand, magerer Bratenaufschnitt, Cornedbeef, Bierschinken, Geflügelpasteten, Putensalami	fette und stark geräucherte Wurstwaren, Leberwurst, Teewurst, Salami, Mettwurst, Fleischwurst, Pasteten *ggf. Enzymdosierung erhöhen*
Getreideprodukte	
Mischbrot, Dinkelbrot, Grahambrot, Weißbrot, Brötchen, Knäckebrot, Zwieback, Haferflocken, Cornflakes, Kekse	Fettgebackenes, Buttercreme- oder Sahnetorten, Blätterteig, Obstkuchen mit ungeeignetem Obst, Windbeutel, Nussecken *ggf. Enzymdosierung erhöhen*
Getränke	
Tee, röstarmer Kaffee, Malzkaffee, stilles Mineralwasser, säurearme Obstsäfte als Schorle, Gemüsesäfte	starker Bohnenkaffee, kohlensäurereiche Limonaden und Mineralwasser, alkoholische Getränke mit höherem Alkoholgehalt

Abbildungsverzeichnis

Tabellenverzeichnis

Index

Verzeichnis der Autoren

Dipl. oec. troph. Karin Barwich
Klinik Rosenberg
Hinter dem Rosenberge 1
33014 Bad Driburg

Dr. med. Jürgen Körber
Klinik Nahetal
Burgweg 14
55543 Bad Kreuznach

Dr. med. Gero Steimann
Reha-Klinik Föhrenkamp
Birkenweg 24
23879 Mölln

Dipl.-Psych. Thomas Tuschhoff
97980 Bad Mergentheim

Persönliche Notizen